U0307719

中医师承学堂
一所没有围墙的大学

名医评点名医丛书

徐批叶天士晚年方案真本

清·叶天士 著

清·徐大椿 评批

刘志龙 黎崇裕 整理

中国中医药出版社
·北京·

图书在版编目（CIP）数据

徐批叶天士晚年方案真本 /（清）叶天士著；（清）徐大椿批注；刘志龙，黎崇裕整理 . —北京：中国中医药出版社，2018.7（2023.12重印）

（中医师承学堂）

ISBN 978 - 7 - 5132 - 4256 - 1

Ⅰ . ①徐…　Ⅱ . ①叶…　②徐…　③刘…　④黎…　Ⅲ . ①医案 – 汇编 – 中国 – 清代　Ⅳ . ① R249.49

中国版本图书馆 CIP 数据核字（2017）第 121305 号

中国中医药出版社出版

北京经济技术开发区科创十三街 31 号院二区 8 号楼

邮政编码　100176

传真　010–64405721

万卷书坊印刷（天津）有限公司印刷

各地新华书店经销

开本 880×1230　1/32　印张 7　字数 143 千字

2018 年 7 月第 1 版　2023 年 12 月第 3 次印刷

书号　ISBN 978 - 7 - 5132 - 4256 - 1

定价　35.00 元

网址　www.cptcm.com

服 务 热 线　010–64405510

购 书 热 线　010–89535836

维 权 打 假　010–64405753

微信服务号　zgzyycbs

微商城网址　https://kdt.im/LIdUGr

官 方 微 博　http://e.weibo.com/cptcm

天猫旗舰店网址　https://zgzyycbs.tmall.com

如有印装质量问题请与本社出版部联系（010–64405510）

中医临床大家的"华山论剑"

——我们为什么推出《名医评点名医丛书》？

金庸先生在《射雕英雄传》里描述的武林"华山论剑"场景，何等让人向往：

东邪、西毒、南帝、北丐、中神童，华山论剑，笑傲江湖。

假若在中医界，遍邀历代临床大家，如徐大椿、叶天士、陈修园、张景岳、许叔微等，进行"杏林华山论剑"，该是何等让人神往，何等期盼！

如今，通过《名医评点名医丛书》，就实现了中医临床大家的"华山论剑"：

陈修园评点张景岳之《景岳新方砭》

叶天士评点许叔微之《类证"普济本事方"释义》

徐大椿评点赵献可之《医贯砭》

叶天士评点张景岳之《景岳全书发挥》

……

临床名医和临床名医的"华山论剑"！

顶尖大医和顶尖大医的"巅峰对决"！

虽是此名医对彼名医的评点甚至批评，读者却能从这种"毫不留情、针锋相对"中得到深层思考和临床启发！

反观当代中医学界，无论是大学里的教授博导，还是基层诊所里的中医医师，为数颇多的人用"疗效很好"来评价自己的疗效。给外人的整体印象是：似乎他们都是当代张仲景、当代华佗的转生再世。——实际上我们"圈内人"很清楚，这其中鱼龙混杂，不乏滥竽充数之辈。比如，有些人身居大医院，永远是"人满为患，挂不上号"。于是，有些专家就真的自我感觉良好，把自己当成"一号难求"的苍生大医了。更有甚者，一旦他们的疗效欠佳，有人还会义正言辞地说：我这是考虑长期疗效，不能光看短期效应、杀鸡取卵啊。总之，这些人虽不占主流，但也不在少数，尤其值得中医学子警惕。

所以，我们拒绝自卖自夸的"疗效很好"，拒绝自圆其说的"丝丝入扣"，不要只拿你自己的医案、医论来说事，您可以试着"独立点评"某位众所公认的临床大家的"全部医论或医案"。通过对名家"针锋相对、毫不留情"的评点，才能体现"真水平"啊。当代著名中医临床家李士懋教授，就对曹颖甫、刘渡舟、赵绍琴医案进行过独立解析与点评，比如，对曹颖甫大承气汤案，李士懋评点："若余治此证，当用凉膈散更佳，因位靠上。"对刘渡舟麻黄附子细辛汤合生脉饮案，李士懋评点："窃以为阴柔过重，不利振奋阳气。"对赵绍琴病窦综合征案，李士懋评点："附子12g，似嫌重；虽有阴虚，然久病之人，熟地18g亦嫌滋柔，莫如轻灵一些，因势利导，循序渐进。"

《名医评点名医丛书》，是我们精选中医临床大家相互评点的著作，突出临床思辨、突出深度思考，尽展中医临床大家徐大椿、叶天士、陈修园、张景岳、许叔微等"华山论剑"风采，"毫不讳言、锋芒相对"，堪称快意学中医之无上精品。

刘观涛

2012 年 8 月

整理说明

叶天士（1667—1745），名桂，号香岩，别号南阳先生，晚年又号上津老人，江苏吴县（今苏州）人，生于清代康熙六年（1667），卒于乾隆十一年（1745）。叶天士少承家学，信守"三人行必有我师"之古训，先后拜师十七人，融众家之长，后成为清代著名医学家，乃温病学奠基人之一。叶天士毕生忙于诊务，亲笔著述甚少，其所传于世者，均为其门人、后裔或私淑者存录。据《叶天士医学全书》记载，其著作主要包括《临证指南医案》10卷、《幼科要略》1卷、《温热论》1卷、《种福堂医案》1卷、《种福堂公选良方》3卷、《普济本事方释义》10卷、《叶案存真》4卷、《叶天士医案》1卷、《医效秘传》3卷、《景岳全书发挥》4卷、《叶天士晚年方案真本》2卷、《眉寿堂方案选存》2卷、《未刻本叶氏医案》2卷，等等。

《徐批叶天士晚年方案真本》为上下两卷，由其门人辑其治验整理而成，经徐灵胎批注。此系叶天士晚年方案，且未经修饰。书中医案多为内科杂病，且未刊入《叶案存真》。后此书为吴县张振家所得，爰与门人共加校订，之后由曹炳章圈校，复刻于其所编《中国医学大成》中。

叶氏善用经方的理法方药。本书共收方案五百余，其辨证论治法度严谨，遣方用药方法多变，多不袭成方，乃据病情加减而成，且用方多以经方为基础。本书堪称学习经方临床活用加减的典范。本书中，徐灵胎评批亦褒多于贬，与徐评《临证指南医案》所载大不相同，足见叶氏晚年医技愈加纯熟老道，史称"大江南北，言医者辄以桂为宗，百余年来，私淑者众"。需要读者注意的是，徐灵胎的评批是在特定医案、特定语境下所作，我们在阅读时要注意避免断章取义。

本书初刊于清光绪十五年 (1889)。本次整理以清光绪十五年介石堂刻本为底本，以《中国医学大成》为校本整理而成。

本书整理方法如下：

一、根据现代人阅读习惯，采用简体横排形式，对原文进行标点。为便于读者查阅，将所有医案排序。

二、为展示叶氏医案原貌，特将医案行文中的评批内容移至每则医案之后，按先后排序，医案中只保留序号。另外，医案正文及处方用药以宋体字展示，评批内容以楷体字展示（评批内容分为两部分：一是本则医案行文中的评批内容，即标注序号者；二是本则医案的总体评批内容）。

三、对底本中异体字、繁体字、通假字一律径改为正规简化字，对明显讹误字、倒衍脱者予以修正及补充。

四、药名用字前后不一者，以当今通行写法律齐，如"白芨"改为"白及"，"白藓皮"改为"白鲜皮"，"葫芦巴"改为"胡芦巴"。

整理者

2016 年 3 月 20 日

张 序

叙曰：古之志士，隐沦卜祝，藏器屠钓，非贱鼎钟轻轩冕也。丧乱既降，非才不宏，故有辱身以济物，降志以匡时。若家无一命之恩，朝无许史之戚，而希黼黻求殊异，亦足耻也。夫利禄有损于贤豪，贤豪无求于利禄，故甘岩壑，悦栖遁者，恶闻足音。然闲旷性之所适，衣食身之所资，不能弃所资取所怿，是以君平握粟以自怡，韩康负囊而不悔。小林先生，隐君子也，以医三致千金，视夫士大夫之屈志意，竞名利，又与夫无岩处奇士之行，而说仁义，长贫贱者，不可同年而语。义而能富，孔父不等浮云，巧者有余，子长于焉验道矣。予尝叹夫技不足养妻子，财不足给祭祀，守残缺，命高蹈，何足称焉？此乃小林先生之所羞也。惜其术成不可托后昆，惧其艺之将没，乃寄意《临证指南》，托其宗旨，抒其所得，亦可慨矣。尝自谓：人颂予为济世。如予者，乃世济耳。盖无骄之心，见于是语与是书，殆司马迁所谓富而好行其德者与。夫证莫大于寒热，班固疾医之以热益热，以寒增寒，然则医之能辨寒热者鲜矣。淳于意自云药方试之多不验，则十全者难矣。况《素问》《九灵》，文辞质奥，通人尚难章句，医乃神圣所慎，今则视为读书不成去学剑之事也，恶能决嫌疑定可治哉。又尝论世之学师医师，其权与朝廷等，且为朝廷之害，何以言之？人虽圣，俗师教之无不狂也；人虽寿，庸医治之无不夭也。是朝廷培之，俗师覆之。朝廷生之，庸医杀之。扬马之文章，郑孔之学术，管乐之事功，亦云少未遇俗师，长未遇庸医耳。世之父兄孙子，方卑辞厚礼于俗师庸医之前，悲夫！若小林先生之综览书史，强记博闻，予窃慕焉。宜其逍遥池馆，谋度酒食，耆艾若童稚，健步若壮夫。撰述传于远裔，待收侔于千户也，有味哉。

张祥龄撰

目　录

卷 上

案一 …………………………………… 3

案二 …………………………………… 3

案三 …………………………………… 3

案四 …………………………………… 4

案五 …………………………………… 5

案六 …………………………………… 5

案七 …………………………………… 6

案八 …………………………………… 6

案九 …………………………………… 6

案一〇 ………………………………… 7

案一一 ………………………………… 7

案一二 ………………………………… 7

案一三 ………………………………… 8

案一四 ………………………………… 8

案一五 ………………………………… 8

案一六 ………………………………… 9

案一七 ………………………………… 10

案一八 ………………………………… 10

案一九 ………………………………… 10

案二〇 ………………………………… 11

案二一 ………………………………… 11

案二二 ………………………………… 12

案二三 ………………………………… 12

案二四 ………………………………… 13

案二五 ………………………………… 13

案二六 ………………………………… 13

案二七 ………………………………… 14

案二八 ………………………………… 15

案二九 ………………………………… 15

案三〇 ………………………………… 16

案三一 ………………………………… 16

案三二 ………………………………… 17

案三三 ………………………………… 17

案三四 ………………………………… 18

案三五 ………………………………… 18

案三六 ………………………………… 19

案三七 ………………………………… 19

案三八 ………………………………… 19

案三九⋯⋯⋯⋯⋯⋯ 20

案四〇⋯⋯⋯⋯⋯⋯ 20

案四一⋯⋯⋯⋯⋯⋯ 20

案四二⋯⋯⋯⋯⋯⋯ 21

案四三⋯⋯⋯⋯⋯⋯ 21

案四四⋯⋯⋯⋯⋯⋯ 22

案四五⋯⋯⋯⋯⋯⋯ 22

案四六⋯⋯⋯⋯⋯⋯ 23

案四七⋯⋯⋯⋯⋯⋯ 23

案四八⋯⋯⋯⋯⋯⋯ 24

案四九⋯⋯⋯⋯⋯⋯ 24

案五〇⋯⋯⋯⋯⋯⋯ 24

案五一⋯⋯⋯⋯⋯⋯ 25

案五二⋯⋯⋯⋯⋯⋯ 25

案五三⋯⋯⋯⋯⋯⋯ 25

案五四⋯⋯⋯⋯⋯⋯ 26

案五五⋯⋯⋯⋯⋯⋯ 26

案五六⋯⋯⋯⋯⋯⋯ 26

案五七⋯⋯⋯⋯⋯⋯ 26

案五八⋯⋯⋯⋯⋯⋯ 27

案五九⋯⋯⋯⋯⋯⋯ 27

案六〇⋯⋯⋯⋯⋯⋯ 27

案六一⋯⋯⋯⋯⋯⋯ 28

案六二⋯⋯⋯⋯⋯⋯ 28

案六三⋯⋯⋯⋯⋯⋯ 29

案六四⋯⋯⋯⋯⋯⋯ 29

案六五⋯⋯⋯⋯⋯⋯ 29

案六六⋯⋯⋯⋯⋯⋯ 29

案六七⋯⋯⋯⋯⋯⋯ 30

案六八⋯⋯⋯⋯⋯⋯ 30

案六九⋯⋯⋯⋯⋯⋯ 30

案七〇⋯⋯⋯⋯⋯⋯ 31

案七一⋯⋯⋯⋯⋯⋯ 31

案七二⋯⋯⋯⋯⋯⋯ 32

案七三⋯⋯⋯⋯⋯⋯ 32

案七四⋯⋯⋯⋯⋯⋯ 32

案七五⋯⋯⋯⋯⋯⋯ 33

案七六⋯⋯⋯⋯⋯⋯ 33

案七七⋯⋯⋯⋯⋯⋯ 33

案七八⋯⋯⋯⋯⋯⋯ 33

案七九⋯⋯⋯⋯⋯⋯ 34

案八〇⋯⋯⋯⋯⋯⋯ 34

案八一⋯⋯⋯⋯⋯⋯ 34

案八二⋯⋯⋯⋯⋯⋯ 35

案八三⋯⋯⋯⋯⋯⋯ 35

案八四⋯⋯⋯⋯⋯⋯ 36

案八五⋯⋯⋯⋯⋯⋯ 36

案八六⋯⋯⋯⋯⋯⋯ 36

案八七⋯⋯⋯⋯⋯⋯ 37

案八八⋯⋯⋯⋯⋯⋯ 37

案八九⋯⋯⋯⋯⋯⋯ 37

案九〇⋯⋯⋯⋯⋯⋯ 38

案九一⋯⋯⋯⋯⋯⋯⋯⋯⋯38 案一一七⋯⋯⋯⋯⋯⋯⋯48
案九二⋯⋯⋯⋯⋯⋯⋯⋯⋯38 案一一八⋯⋯⋯⋯⋯⋯⋯49
案九三⋯⋯⋯⋯⋯⋯⋯⋯⋯39 案一一九⋯⋯⋯⋯⋯⋯⋯49
案九四⋯⋯⋯⋯⋯⋯⋯⋯⋯39 案一二〇⋯⋯⋯⋯⋯⋯⋯50
案九五⋯⋯⋯⋯⋯⋯⋯⋯⋯40 案一二一⋯⋯⋯⋯⋯⋯⋯50
案九六⋯⋯⋯⋯⋯⋯⋯⋯⋯40 案一二二⋯⋯⋯⋯⋯⋯⋯51
案九七⋯⋯⋯⋯⋯⋯⋯⋯⋯41 案一二三⋯⋯⋯⋯⋯⋯⋯51
案九八⋯⋯⋯⋯⋯⋯⋯⋯⋯41 案一二四⋯⋯⋯⋯⋯⋯⋯51
案九九⋯⋯⋯⋯⋯⋯⋯⋯⋯41 案一二五⋯⋯⋯⋯⋯⋯⋯52
案一〇〇⋯⋯⋯⋯⋯⋯⋯⋯42 案一二六⋯⋯⋯⋯⋯⋯⋯52
案一〇一⋯⋯⋯⋯⋯⋯⋯⋯43 案一二七⋯⋯⋯⋯⋯⋯⋯52
案一〇二⋯⋯⋯⋯⋯⋯⋯⋯43 案一二八⋯⋯⋯⋯⋯⋯⋯53
案一〇三⋯⋯⋯⋯⋯⋯⋯⋯43 案一二九⋯⋯⋯⋯⋯⋯⋯53
案一〇四⋯⋯⋯⋯⋯⋯⋯⋯44 案一三〇⋯⋯⋯⋯⋯⋯⋯54
案一〇五⋯⋯⋯⋯⋯⋯⋯⋯44 案一三一⋯⋯⋯⋯⋯⋯⋯54
案一〇六⋯⋯⋯⋯⋯⋯⋯⋯44 案一三二⋯⋯⋯⋯⋯⋯⋯54
案一〇七⋯⋯⋯⋯⋯⋯⋯⋯45 案一三三⋯⋯⋯⋯⋯⋯⋯55
案一〇八⋯⋯⋯⋯⋯⋯⋯⋯45 案一三四⋯⋯⋯⋯⋯⋯⋯56
案一〇九⋯⋯⋯⋯⋯⋯⋯⋯45 案一三五⋯⋯⋯⋯⋯⋯⋯56
案一一〇⋯⋯⋯⋯⋯⋯⋯⋯46 案一三六⋯⋯⋯⋯⋯⋯⋯57
案一一一⋯⋯⋯⋯⋯⋯⋯⋯46 案一三七⋯⋯⋯⋯⋯⋯⋯57
案一一二⋯⋯⋯⋯⋯⋯⋯⋯47 案一三八⋯⋯⋯⋯⋯⋯⋯57
案一一三⋯⋯⋯⋯⋯⋯⋯⋯47 案一三九⋯⋯⋯⋯⋯⋯⋯58
案一一四⋯⋯⋯⋯⋯⋯⋯⋯47 案一四〇⋯⋯⋯⋯⋯⋯⋯58
案一一五⋯⋯⋯⋯⋯⋯⋯⋯48 案一四一⋯⋯⋯⋯⋯⋯⋯59
案一一六⋯⋯⋯⋯⋯⋯⋯⋯48 案一四二⋯⋯⋯⋯⋯⋯⋯59

案一四三⋯⋯⋯⋯⋯⋯⋯⋯⋯ 59

案一四四⋯⋯⋯⋯⋯⋯⋯⋯⋯ 60

案一四五⋯⋯⋯⋯⋯⋯⋯⋯⋯ 60

案一四六⋯⋯⋯⋯⋯⋯⋯⋯⋯ 60

案一四七⋯⋯⋯⋯⋯⋯⋯⋯⋯ 61

案一四八⋯⋯⋯⋯⋯⋯⋯⋯⋯ 62

案一四九⋯⋯⋯⋯⋯⋯⋯⋯⋯ 62

案一五〇⋯⋯⋯⋯⋯⋯⋯⋯⋯ 62

案一五一⋯⋯⋯⋯⋯⋯⋯⋯⋯ 63

案一五二⋯⋯⋯⋯⋯⋯⋯⋯⋯ 63

案一五三⋯⋯⋯⋯⋯⋯⋯⋯⋯ 63

案一五四⋯⋯⋯⋯⋯⋯⋯⋯⋯ 64

案一五五⋯⋯⋯⋯⋯⋯⋯⋯⋯ 64

案一五六⋯⋯⋯⋯⋯⋯⋯⋯⋯ 65

案一五七⋯⋯⋯⋯⋯⋯⋯⋯⋯ 65

案一五八⋯⋯⋯⋯⋯⋯⋯⋯⋯ 65

案一五九⋯⋯⋯⋯⋯⋯⋯⋯⋯ 66

案一六〇⋯⋯⋯⋯⋯⋯⋯⋯⋯ 66

案一六一⋯⋯⋯⋯⋯⋯⋯⋯⋯ 66

案一六二⋯⋯⋯⋯⋯⋯⋯⋯⋯ 66

案一六三⋯⋯⋯⋯⋯⋯⋯⋯⋯ 67

案一六四⋯⋯⋯⋯⋯⋯⋯⋯⋯ 67

案一六五⋯⋯⋯⋯⋯⋯⋯⋯⋯ 68

案一六六⋯⋯⋯⋯⋯⋯⋯⋯⋯ 68

案一六七⋯⋯⋯⋯⋯⋯⋯⋯⋯ 68

案一六八⋯⋯⋯⋯⋯⋯⋯⋯⋯ 69

案一六九⋯⋯⋯⋯⋯⋯⋯⋯⋯ 69

案一七〇⋯⋯⋯⋯⋯⋯⋯⋯⋯ 69

案一七一⋯⋯⋯⋯⋯⋯⋯⋯⋯ 70

案一七二⋯⋯⋯⋯⋯⋯⋯⋯⋯ 70

案一七三⋯⋯⋯⋯⋯⋯⋯⋯⋯ 71

案一七四⋯⋯⋯⋯⋯⋯⋯⋯⋯ 71

案一七五⋯⋯⋯⋯⋯⋯⋯⋯⋯ 71

案一七六⋯⋯⋯⋯⋯⋯⋯⋯⋯ 72

案一七七⋯⋯⋯⋯⋯⋯⋯⋯⋯ 72

案一七八⋯⋯⋯⋯⋯⋯⋯⋯⋯ 73

案一七九⋯⋯⋯⋯⋯⋯⋯⋯⋯ 73

案一八〇⋯⋯⋯⋯⋯⋯⋯⋯⋯ 74

案一八一⋯⋯⋯⋯⋯⋯⋯⋯⋯ 74

案一八二⋯⋯⋯⋯⋯⋯⋯⋯⋯ 74

案一八三⋯⋯⋯⋯⋯⋯⋯⋯⋯ 75

案一八四⋯⋯⋯⋯⋯⋯⋯⋯⋯ 75

案一八五⋯⋯⋯⋯⋯⋯⋯⋯⋯ 75

案一八六⋯⋯⋯⋯⋯⋯⋯⋯⋯ 75

案一八七⋯⋯⋯⋯⋯⋯⋯⋯⋯ 76

案一八八⋯⋯⋯⋯⋯⋯⋯⋯⋯ 76

案一八九⋯⋯⋯⋯⋯⋯⋯⋯⋯ 77

案一九〇⋯⋯⋯⋯⋯⋯⋯⋯⋯ 77

案一九一⋯⋯⋯⋯⋯⋯⋯⋯⋯ 77

案一九二⋯⋯⋯⋯⋯⋯⋯⋯⋯ 78

案一九三⋯⋯⋯⋯⋯⋯⋯⋯⋯ 78

案一九四⋯⋯⋯⋯⋯⋯⋯⋯⋯ 79

案一九五·····79

案一九六·····79

案一九七·····80

案一九八·····80

案一九九·····80

案二〇〇·····81

案二〇一·····81

案二〇二·····82

案二〇三·····82

案二〇四·····82

案二〇五·····83

案二〇六·····84

案二〇七·····84

案二〇八·····84

案二〇九·····85

案二一〇·····85

案二一一·····86

案二一二·····86

案二一三·····87

案二一四·····87

案二一五·····87

案二一六·····88

案二一七·····89

案二一八·····89

案二一九·····90

案二二〇·····90

案二二一·····90

案二二二·····91

案二二三·····91

案二二四·····92

案二二五·····92

案二二六·····93

案二二七·····93

案二二八·····94

案二二九·····94

案二三〇·····94

案二三一·····95

案二三二·····95

案二三三·····95

案二三四·····96

案二三五·····96

案二三六·····97

案二三七·····97

案二三八·····98

案二三九·····98

案二四〇·····99

案二四一·····99

案二四二·····100

案二四三·····100

案二四四·····101

案二四五·····101

案二四六·····101

卷 下

案二四七…………………… 105

案二四八…………………… 105

案二四九…………………… 106

案二五〇…………………… 106

案二五一…………………… 107

案二五二…………………… 107

案二五三…………………… 107

案二五四…………………… 108

案二五五…………………… 108

案二五六…………………… 109

案二五七…………………… 109

案二五八…………………… 109

案二五九…………………… 110

案二六〇…………………… 110

案二六一…………………… 110

案二六二…………………… 111

案二六三…………………… 111

案二六四…………………… 111

案二六五…………………… 112

案二六六…………………… 112

案二六七…………………… 113

案二六八…………………… 113

案二六九…………………… 113

案二七〇…………………… 114

案二七一…………………… 114

案二七二…………………… 114

案二七三…………………… 115

案二七四…………………… 115

案二七五…………………… 115

案二七六…………………… 116

案二七七…………………… 116

案二七八…………………… 117

案二七九…………………… 117

案二八〇…………………… 118

案二八一…………………… 118

案二八二…………………… 118

案二八三…………………… 119

案二八四…………………… 119

案二八五…………………… 119

案二八六…………………… 120

案二八七…………………… 120

案二八八…………………… 121

案二八九…………………… 121

案二九〇…………………… 121

案二九一…………………… 122

案二九二…………………… 122

案二九三…………………… 122

案二九四…………………… 123

案二九五…………………… 123

案二九六…………………… 123

案二九七……………… 124

案二九八……………… 124

案二九九……………… 125

案三〇〇……………… 125

案三〇一……………… 125

案三〇二……………… 126

案三〇三……………… 126

案三〇四……………… 126

案三〇五……………… 126

案三〇六……………… 127

案三〇七……………… 127

案三〇八……………… 127

案三〇九……………… 128

案三一〇……………… 128

案三一一……………… 128

案三一二……………… 129

案三一三……………… 129

案三一四……………… 130

案三一五……………… 130

案三一六……………… 131

案三一七……………… 131

案三一八……………… 131

案三一九……………… 132

案三二〇……………… 132

案三二一……………… 133

案三二二……………… 133

案三二三……………… 133

案三二四……………… 134

案三二五……………… 134

案三二六……………… 135

案三二七……………… 135

案三二八……………… 136

案三二九……………… 136

案三三〇……………… 137

案三三一……………… 137

案三三二……………… 137

案三三三……………… 138

案三三四……………… 138

案三三五……………… 138

案三三六……………… 139

案三三七……………… 139

案三三八……………… 140

案三三九……………… 140

案三四〇……………… 140

案三四一……………… 141

案三四二……………… 141

案三四三……………… 141

案三四四……………… 142

案三四五……………… 142

案三四六……………… 142

案三四七……………… 143

案三四八……………… 143

案三四九……144 案三七五……154

案三五〇……144 案三七六……154

案三五一……144 案三七七……154

案三五二……145 案三七八……155

案三五三……145 案三七九……155

案三五四……145 案三八〇……155

案三五五……146 案三八一……156

案三五六……146 案三八二……157

案三五七……147 案三八三……157

案三五八……147 案三八四……158

案三五九……148 案三八五……158

案三六〇……148 案三八六……158

案三六一……148 案三八七……159

案三六二……149 案三八八……159

案三六三……149 案三八九……159

案三六四……150 案三九〇……159

案三六五……150 案三九一……160

案三六六……150 案三九二……160

案三六七……151 案三九三……160

案三六八……151 案三九四……161

案三六九……151 案三九五……161

案三七〇……152 案三九六……162

案三七一……152 案三九七……162

案三七二……153 案三九八……163

案三七三……153 案三九九……163

案三七四……153 案四〇〇……163

案四〇一 …………………… 163

案四〇二 …………………… 164

案四〇三 …………………… 164

案四〇四 …………………… 164

案四〇五 …………………… 165

案四〇六 …………………… 165

案四〇七 …………………… 166

案四〇八 …………………… 166

案四〇九 …………………… 167

案四一〇 …………………… 167

案四一一 …………………… 167

案四一二 …………………… 168

案四一三 …………………… 168

案四一四 …………………… 168

案四一五 …………………… 169

案四一六 …………………… 169

案四一七 …………………… 169

案四一八 …………………… 170

案四一九 …………………… 170

案四二〇 …………………… 170

案四二一 …………………… 170

案四二二 …………………… 171

案四二三 …………………… 171

案四二四 …………………… 171

案四二五 …………………… 172

案四二六 …………………… 172

案四二七 …………………… 172

案四二八 …………………… 172

案四二九 …………………… 173

案四三〇 …………………… 173

案四三一 …………………… 173

案四三二 …………………… 174

案四三三 …………………… 174

案四三四 …………………… 175

案四三五 …………………… 175

案四三六 …………………… 175

案四三七 …………………… 176

案四三八 …………………… 176

案四三九 …………………… 177

案四四〇 …………………… 178

案四四一 …………………… 178

案四四二 …………………… 178

案四四三 …………………… 179

案四四四 …………………… 179

案四四五 …………………… 180

案四四六 …………………… 180

案四四七 …………………… 181

案四四八 …………………… 181

案四四九 …………………… 181

案四五〇 …………………… 182

案四五一 …………………… 182

案四五二 …………………… 183

案四五三⋯⋯⋯⋯⋯⋯ 184

案四五四⋯⋯⋯⋯⋯⋯ 184

案四五五⋯⋯⋯⋯⋯⋯ 185

案四五六⋯⋯⋯⋯⋯⋯ 186

案四五七⋯⋯⋯⋯⋯⋯ 186

案四五八⋯⋯⋯⋯⋯⋯ 186

案四五九⋯⋯⋯⋯⋯⋯ 187

案四六〇⋯⋯⋯⋯⋯⋯ 187

案四六一⋯⋯⋯⋯⋯⋯ 187

案四六二⋯⋯⋯⋯⋯⋯ 188

案四六三⋯⋯⋯⋯⋯⋯ 188

案四六四⋯⋯⋯⋯⋯⋯ 189

案四六五⋯⋯⋯⋯⋯⋯ 189

案四六六⋯⋯⋯⋯⋯⋯ 189

案四六七⋯⋯⋯⋯⋯⋯ 190

案四六八⋯⋯⋯⋯⋯⋯ 190

案四六九⋯⋯⋯⋯⋯⋯ 190

案四七〇⋯⋯⋯⋯⋯⋯ 191

案四七一⋯⋯⋯⋯⋯⋯ 191

案四七二⋯⋯⋯⋯⋯⋯ 192

案四七三⋯⋯⋯⋯⋯⋯ 192

案四七四⋯⋯⋯⋯⋯⋯ 192

案四七五⋯⋯⋯⋯⋯⋯ 193

案四七六⋯⋯⋯⋯⋯⋯ 193

案四七七⋯⋯⋯⋯⋯⋯ 193

案四七八⋯⋯⋯⋯⋯⋯ 194

案四七九⋯⋯⋯⋯⋯⋯ 194

案四八〇⋯⋯⋯⋯⋯⋯ 195

案四八一⋯⋯⋯⋯⋯⋯ 195

案四八二⋯⋯⋯⋯⋯⋯ 195

案四八三⋯⋯⋯⋯⋯⋯ 196

案四八四⋯⋯⋯⋯⋯⋯ 196

案四八五⋯⋯⋯⋯⋯⋯ 196

案四八六⋯⋯⋯⋯⋯⋯ 197

案四八七⋯⋯⋯⋯⋯⋯ 197

案四八八⋯⋯⋯⋯⋯⋯ 198

案四八九⋯⋯⋯⋯⋯⋯ 198

案四九〇⋯⋯⋯⋯⋯⋯ 198

案四九一⋯⋯⋯⋯⋯⋯ 199

案四九二⋯⋯⋯⋯⋯⋯ 199

案四九三⋯⋯⋯⋯⋯⋯ 200

案四九四⋯⋯⋯⋯⋯⋯ 200

案四九五⋯⋯⋯⋯⋯⋯ 200

案四九六⋯⋯⋯⋯⋯⋯ 201

案四九七⋯⋯⋯⋯⋯⋯ 201

案四九八⋯⋯⋯⋯⋯⋯ 201

案四九九⋯⋯⋯⋯⋯⋯ 202

案五〇〇⋯⋯⋯⋯⋯⋯ 202

案五〇一⋯⋯⋯⋯⋯⋯ 202

案五〇二⋯⋯⋯⋯⋯⋯ 203

跋⋯⋯⋯⋯⋯⋯⋯⋯⋯ 204

卷上

案一

丁（常熟，二十四岁）劳嗽寒热，是百脉空隙，二气久虚所致，纯用填精益髓，犹虑弗能充养肌肉，日见干瘪，病人说医用沉香，声音逐哑①。大凡香气如烟云，先升后降，况诸香皆泄气，沉香入少阴肾，疏之泄之，尤为劳怯忌用。

萸肉 山药 建莲 五味 茯神 熟地炭 芡实 川斛

徐批：①劳嗽大忌香燥。

案二

顾（嘉善，四十八岁）五六月间，气候温热，地泛潮湿，六气之邪，其时湿热为盛。凡湿伤气，热亦伤气，邪入气分，未及入血，瘾疹瘙痒，其色仍白，气分郁痹之湿邪也①。病人说汗出，或进食后疹即旋发，邪留阳明，阳明主肌肉，医称曰风，愈以散药，不分气血，邪混入血分，疹色变赤，此邪较初感又深一层矣。

飞滑石 石膏 紫花地丁 寒水石 白鲜皮 三角胡麻 生干首乌 木防己

徐批：①气分血分辨析分明，示后学看病良法。

案三

王（淮安，二十九岁）平昔好饮，脾气已伤，醉后便溏不实。

夫酒性湿而动血，聚湿必伤脾胃之阳，三年失血，食大减少，恶酒如仇，全是脾胃受困①。世俗医者，见血见嗽，以滋降清肺治法，滋必滞腻理嗽清寒，此中阳久困不苏，坠入劳损矣。

异功散。

徐批：①因好饮而伤中致血，当苏脾胃之阳而补中为急，好饮者每多此病。

中央脾胃为酒湿所困，惫甚，至恶酒如仇，其中气之衰坏，莫此为甚。舍异功散之外，别无良法。多服人参，庶几有益。好饮者，比比皆是，须鉴诸。

案四

范（湖州，二十五岁）形色黄瘦，脘痛呛血，问纳食减平日之七，自初春至霜降，不得醒复。此内损七情，淹淹劳怯，若不扶其脾胃，但以嗽呛为治，殆不可为矣①。

参归建中汤。

徐批：①有力量。

先天元阳，全赖后天水谷之气荫庇，胃旺纳谷，中气既能充护脏腑，且精生于谷，阴分亦藉以充裕，纳食既减平日之七，安得不急扶脾胃耶。

案五

高（陆墓，二十岁）少壮，脉小涩属阴，脐左起瘕，年来渐大而长，此系小肠部位。小肠失司，变化传导，大便旬日始通，但脾胃约束津液不行，古人必用温通缓攻，但通肠壅，莫令碍脾[1]。

麻仁　桂心　桃仁　大黄

蜜丸，服二钱。

徐批：[1]因大便旬日始通，故脐左起瘕，确指其为小肠部位，聪明过人。

从来通肠壅之药，必碍脾胃，以汤能荡涤耳。今改作丸药，只用二钱，令每日渐积流入肠中，而通泄法自脾约丸来（桃仁承气加入润肠之药）。

案六

冯（宁波，二十五岁）面起疡疮，疮愈头痛，牙关不开。凡头面乃阳气游行之所，不容浊气留着，外疡既合邪痹入骨骱，散风药仅走肤膜，上焦气多，血药无能为干上部之隧[1]。

角针　蜂房　淡豆豉　牙皂　甜瓜蒂　大豆卷

徐批：[1]说穿似觉寻常，而他人已不能道及，言言至理。

读天翁方案，虽为病人设法，其实处推开精论治病道理，警醒当世聋瞆语，教人看病下手处，后学得此，便有主张，不致一病到手，即慌忙心无措也，有功千古。

案七

韩（海州，四十五岁）单单腹大，脉得右弦空，左渐弱，乃积劳阳伤之胀，久病之变，难望其愈①。

大针砂丸三钱。

徐批：①断语清真，切当，治病便不蒙糊。

案八

华（南京，二十二岁）胃痛已久，呕水，大便结燥，药已不可用。

桃仁 姜汁 茯苓 延胡 半夏 广皮白

案九

陆（太仓，三十二岁）阴损瘕泄，以酸收甘补。

人参 茯神 炒白芍 熟地炭 炙甘草 五味子

山药浆丸。

案一〇

朱（靖江，二十五岁）自春季失血，血止痰嗽，左脉细数，是阴虚劳嗽。幸胃纳不减，可填补真阴，肺药理嗽，必伤胃气，但精血药不能生长，加慎保养。冀交春不致血来，屡发则难治矣。

熟地 萸肉 云茯苓 山药 天冬 五味 麦冬 阿胶 龟板 黄柏

案一一

袁（黎里，二十九岁）肛疡脓漏将一年，气下垂，精血伤，补下流，佐坚阴除热。

人参 熟地 湖莲肉 海参 茯苓 黄柏

案一二

沈（东山，二十九岁）食入吐，久不化，胃中无阳，浊气逆攻，不贯注入肠，大便坚痹。

用半硫丸钱半。

徐评：热生清，寒生浊，中阳衰微，阴浊反从下而上干，大便坚痹。半硫丸温剂中之最滑润者，不但泄浊通阳，抑且下行降逆。

案一三

钱（嘉善，三十六岁）情志不和，病起于内，由痛吞酸呕吐，卧着气冲，必是下起，议泄木安土。

吴萸（泡）人参 茯苓 川楝肉 干姜 半夏（炒）

案一四

顾（来安县，四十六岁）此病起痰饮咳嗽或外寒，劳倦即发①。发必胸脘气胀，吐出稀涎浊沫，病退痰浓气降乃已。此饮邪皆浊饮久聚，两年渐渐腹中痞闷妨食。肛门尻骨，坐则无恙，行动站立，刻刻气坠，若大便欲下之象，肾虚不收摄显然。或于在前见痰嗽以肺治，苟非辛解，即以寒降，以致酿成痼疾。

肾气丸加胡桃肉、角沉香。

徐评：①阳气已薄极。

肾虚气不归元，既不能温养脾阳以化食，以致饮邪浊阴久聚，此肾虚而脾益虚也。再经肾气不摄，逆上饮泛，病苦胸脘胀闷，必得肾气收摄，则诸症皆安。

案一五

何（三十二岁）酒客大便不旺，奔走劳动失血，乃酒色之伤。止血理嗽，药味无非清降滋润，声音日哑，肺痿气馁，为难治之症。

人参 茯苓 米仁 炙草 白及 黄精

徐评：此方脾肺并补，以肺痿气馁，顺崇土生金，母子兼顾。

四君中以米仁换白术，加白及、黄精，以培补中宫，此旺中央以益四维之法。

案一六

姜（盐城，五十七岁）胁膈左右懊憹不舒①，有呕逆带血，凡人脏腑之外，必有脉络拘绊。络中聚血②，中年操持，皆令耗血。气攻入络，必有难以自明其病状之苦。况宜宣通血分以和络，俾不致瘀着，可免噎膈反胃③。

新绛 青葱 橘叶 桃仁 钩藤 土蒌皮

徐评：①此中上二焦之病。②络中留瘀，渐成血隔。③此之积血若薛立斋治吴司马积血在肺胃之间。

肝气本居下焦，宁静即是生阳。动则逆攻入络，以致血液瘀聚，久生变幻。通络宣瘀，熄风，理厥阴之血气，有如此清灵松锐。

案一七

吴（荡口，四十六岁）面黄白，消瘦无神，腹大脐突，足冷肿重，自言如着囊沙。曾经因胀攻下，下必伤阳①，而满胀如故，乃浊阴锢闭，真阳大伤，见症是不治之条。用药究理，暖以通阳泄浊。

生炒附子 椒目 炒黄干姜 炒小茴 车前子

徐评：①伤阳，伤足太阴脾、足少阴肾也。故用生附、椒目、炒姜，以温通脾肾之阳，小茴以温太阳之腑，再加车前以利水也。

案一八

沈（长善浜，二十岁）殴詈大声用力，气逆失音，虽阴虚脑泄，亦宜以轻扬肃上。

桑叶 枇杷叶 生甘草 象贝 米仁 大北沙参

案一九

蒋（枫桥，十九岁）冲年阴火未宁，情志易动，加怒气火迸逆络，血上溢，问纳食不旺，气冲血上，必抚摩气降，血不出口，但络中离位之血，恐致凝遏，越日必气升涌逆矣①。

杜苏子 降香末 炒桃仁 粉丹皮（炒）炒南楂 薏苡仁

加老韭白汁。

徐评：①此症血气平静之后，补阴自不可少，以通瘀为主，识力俱老。

用药到此地位，可谓择焉而精。

案二〇

程（徽州，四十六岁）此痰饮宿病，劳怒遇冷即发①，已十年之久，不能除根。

桂苓甘味汤。

徐评：①总由肺肾不固。

案二一

何（八字桥，二十一岁）此肝病也。肝主筋，木脏，内寄火风，情志不适，热自内起，铄筋袭骨，有牵强不舒之状。惟怡悦可平，药无除病之理①。

首乌 杞子 桑寄生 归身 沙苑 杜仲

徐评：①热自内起，固由肝肾阴虚而火风内炽，飞扬走窜，凉肝之品自不可少。

既云热自内起，铄筋袭骨，此方尚少凉肝药一二味。

案二二

吴（朱婆桥，六十三岁）寒入厥阴之络，结为气疝，痛则胀升，气消寂无踪迹。老年下元已乏，不可破气攻疝，温养下元，尿管胀或阻溺，佐宣通仿香茸丸。

鹿茸 大茴 韭子 蛇床 当归 麝香 青盐 覆盆子

徐评：温经不用刚燥，总以老人下元先亏，肾虚恶燥，故主以柔阴药。

案二三

戴（太兴，二十八岁）色脉是阴虚，其喉妨纳，乃阴乏上承，热气从左升，内应肝肾阴火。前议复脉，大便滑泄，知胃气久为病伤，不受滋阴，必当安间静室以调，非偏寒偏热药能愈[1]。

人参 扁豆 川斛 茯神 木瓜 北沙参

徐评：①阴虚不用阴药，别开生面，但养肺胃津液，培中宫元气，此为务本之图。

凡咽喉妨纳，总因气火上升，阴精不能承载于上。然竟养肝肾之阴，脾胃必受滋腻，一或泄泻阴液更下走矣，惟养胃阴升于肺，甚为快捷。

案二四

汪（吴趋坊，四十五岁）清窍在上焦气分，搐鼻宣通气固妙，但久恙气锢，湿痰必生。

茶调散卧时服五分。

徐评：推进一层，眼光独到，有形之湿痰不理，气分决不宣通，清窍断难疏利。些微小恙治法，迥不犹人，可敬。

案二五

杨（海宁，二十六岁）此劳怯是肾精损而枯槁，龙雷如电光闪烁无制，肾脉循喉，屡受阴火熏灼，必糜腐而痛。冬无藏精，春生寂然，胃气已索，草木何能资生？

猪肤汤。

徐评：猪肤汤，上中下三焦俱治。白蜜润肺，兼滋大肠，白粉补中以养脾胃，猪肤清腻以填少阴，既不滞脾，又能补益，不使龙雷上炽，何等稳妥（立方稳妥，病至如此，惟求用药无碍而已）。

案二六

张（葑门，三十九岁）过劳熬液，阳升咳血，痰多夜热，非因外感。尺脉中动左数，肝肾内虚，失收肃之象①。

北沙参 玉竹 麦冬（炒）扁豆 甘草（炙）蔗汁

徐评：①咳血而收肃肺气，今人必出养阴矣。

治节之权，若能收肃于上，纵有龙雷相火，亦宁静帖伏。如秋月气收，雷电即下伏而不升发。病因先劳熬液，液为血之先锋，液枯则继之以血溢。惟肺气肃上，则水脏有母，尺脉可宁矣。

案二七

钱（嘉善，三十三岁）肺痿失音，形肉枯瘪，气损甘药调和，不宜辛散滋寒矣。

白及 米仁 黄芪 茯苓

徐评：元气虽归根于肾，亦藉后天水谷之精运行，以使真气维续，生生不已，以供日用，相继于不息之途。下则吸归于肾，上则充护于肺。中宫脾胃之司，其权最重。若气分既损，则肾乏统摄之根，肺失坚刚之体，萎靡不振，乏精化气。甘药调和，尚恐不及，何堪辛散滋寒。

气本无形，全赖有形之精血以化。古称精生于谷，中宫纳食生精，化气之本也。

案二八

李（海州）望七力量不比壮盛，凡男子下焦先虚，其跌仆致伤，从外而伤，筋纵骨短，不能再伸，外踝留着瘀凝形色，须至夏月，令疡医磁针砭刺可愈。

还少丹。

徐评：老年下元先虚，头转脚重，总为阳不下趋，浊阴上升清道也。故稍或不慎，最易跌仆致伤。还少丹温补下元之品多，最宜常服不辍，自然轻健。

男子年将五十，仰事俯育正繁，且练达人情，洞明世事，神明内烦，些微精血，只供操劳而已。生气日浅，下元安得不虚，所以头重脚轻，最易颠仆耳。

案二九

王（唯亭，十八岁）读书身静心劳，夜坐浮阳易升，少年人虽未完姻，然偶起情欲之念，人皆有诸。致阴中龙雷挟木中相火，震动而沸，失血咳嗽，乃脏阴不宁。暂缓书卷，早眠晏起，百日中勿加杂念，扰乱神志，可以全愈。服草木图愈，非要领也。

徐评：少年生阳勃勃，动跃莫遏。凡浊阳下注，干变为离，洞开灵府，天机颖悟，盖惟虚故灵耳。然不知禁惧，虚捐天柱者比比（此案笔致飘逸，体察工细，先生甚忠恕也）。

案三〇

蒋（枫镇，十九岁）血止心脘热燥①，当养胃阴②。

生白扁豆 大北沙参 骨皮 玉竹 桑叶 甘草 青甘蔗汁

　　徐评：①血后余波。②妥帖。

　　从来养阴者，但知养肾肝之阴。不知胃气弱者，下元未受其益，中宫先受其滞，曷若先养胃阴，津液旁敷而不滞也。

案三一

高（江宁，二十一岁）食已少顷，酸水涌呕①，但饥时不食，仍不安适。久病致胃虚，阳不运行，浊阴乃聚。春季以开导气分辛温不效，思虚中挟滞，泄浊温通，必佐养正。苟不明避忌，食物焉能取效。

川连 吴萸 茯苓 淡熟川附 淡干姜 熟半夏 人参

　　徐评：①虚中挟火。

　　泄浊温通而不佐养正，则力量单薄，虽临时通利，不久又复阴凝，惟养正则浊阴永不聚矣。

案三二

王（四十七岁）痰饮乃阴浊化有形之物，阻阳气不入于阴，阳跷穴空，夜不熟寐，《灵枢经》用半夏秫米汤，谓通阳交阴，痰饮不聚也。天王补心一派寒凉阴药，与浊阴树帜，中年必不受，护阳为要①。仲景云：凡痰饮当以温药和之②。

小半夏汤加秫米。

徐评：①精实。②指明确凿。

阳气入于阴跷穴即不空矣。今被有形阴浊阻逆，阳不内交，苟非驱化痰饮，扩清道路，安得通阳交阴耶？

案三三

陈（同里，五十三岁）瘦人多燥，瘅疟，热气由四末乘至中焦，胃中津液为热劫铄干枯，不饥不饱，五味不美，是胃阴伤也①。

麦冬汁 人参 知母 生甘草

徐评：①切当。

胃阴充溢精气，上升于喉舌，津液滋味和，食味甘美。胃阴亏者，阳明必热，但觉喉间干涩，舌中味苦，精气不荣于口，舌即不知味而不觉鲜美矣。

案三四

毛（四十岁）气塞填胸阻喉，不饥不饱，病起嗔怒，寅卯病来，临晚病减。凡气与火，必由少阳木性而升，故上午为剧。

栝蒌皮　薄荷梗　神曲　黑栀皮　新会红　青蒿梗

徐评：一日亦备四时之气，上午主升，犹春气也。中午主泄，犹夏令也。下午主收，犹秋降也。夜深主藏，犹冬伏也。治病体察至此，可云知几矣（知几用凉药必兼疏散，否则遏郁而火愈不散）。

案三五

何（淮安，十九岁）性情固执，灵慧气钝，大凡心藏神，肾藏精，少年先病，精神不易生旺有诸。宜用六味加远志、菖蒲，开导心窍肾精，两相交合①。

徐评：①聪敏智能本心肾窍通，锢闭则开通之，使之交合，真化工矣。

人当十五六岁，即愚顽薄劣者，到此时聪明渐启，知识渐开，读书便有领悟，世事略知二三。盖因浊火已泄，干变为离也。

细极入微，惟虚故灵。

案三六

王（用直，五十岁）肺痿声哑，胃减食少不安，难治之症。

戊己汤。

案三七

席（东山，五十岁）血痹气滞，腹中不和，而大便燥结不润①。夏季以柔药辛润，交霜降土旺，连次腹痛，目眦变黄，此非黄疸，湿热瘀留阻壅乃尔。

炒桃仁　郁李仁　茺蔚子　冬葵子　菠菜干

徐评：①血痹之故。

血蓄久必涩，故行瘀兼以滑可去涩，药味总不妄投。

血主流行，痹则血结而气滞，不甚血虚，当用宣通法，药品精细。

案三八

刘（淮安，二十六岁）有物有形之滞，从胃入肠，当心胸之下，皆阳气游行之所，因初起停食几年，疑惑其实，阳不旋转，而致结痹。

薤白白酒汤。

徐评：病属无形之气，不关有形之滞，故用通阳法。

案三九

江（通州，四十四岁）痰饮哮喘，遇寒劳怒即发。

小青龙去麻黄。

徐评：哮喘先开太阳。

案四〇

陈（黎里，四十四岁）形色脉象，确是阳虚。酒食聚湿，湿注肠痔下血。湿为阴浊，先伤脾阳，阳微气衰，麻木起于夜半亥子，乃一日气血交代，良由阳微少续，有中年中痱之疾。

人参　生于术　炮姜　炙草　炒黑附子

徐评：阳主跻疾，阳衰则躯壳重滞，阳微则生气少续，附子理中以温中下。总为健阳计耳。

案四一

张（嘉兴，十八岁）阴火从晡暮而升，寐中呻吟，是浮阳不易归窟，形瘦食少，盗汗，摄固为是。

六味加人中白、阿胶。

徐评：凡小儿夜寐，神魂不宁，多哭淋漓，时起躁扰者，的系阴虚体质，先天禀薄，非遭痘殇，即至长育二十左右，必成痨瘵，此屡试屡验者。

寐则阳气潜藏，魂气归于肝矣，肝阴不充，神魂少恋，故寐中呻吟。治以养阴降火为宜。

案四二

李（娄门，六十七岁）左右为阴阳之道路，而暮年频又操持经营，且不获利，心境失畅，则行动之气血，拘束不和，为痛甚于夜者，阳气衰微，入夜阴病加也。养营法，操持经营而不获利，则心营怫郁而失养，以养营法和畅气血，俾肝木欣欣向荣，无拘束不和之患矣。

徐评：此无形之邪，仅免脱营失精耳。

案四三

张（海盐，六十三岁）据述秋季外邪变疟，延几月始愈。夫秋疟是夏令暑湿热内伏，新凉外触，引动伏邪而发，俗医但知柴葛解肌、小柴胡等汤，不知暑湿在气分，因药动血，血伤挛脾，筋热则弛，筋寒则纵，乃致有年痿痹难效之疴。

当归 寄生 虎骨 杞子 沙苑 抚芎

徐评：病在气分，妄动血分，每成筋痿拘挛，骨节疼痛，痿痹不舒，久恙。业医者可不慎欤！

案四四

孙（南仓桥，二十四岁）精损于下，阴中龙雷燃烁莫制，失血后肛疡脓漏，即阴火下坠所致。行走喘促，涎沫盈碗上涌，肾不摄纳真气，五液化沫涌逆，无消痰治嗽之理。扶胃口摄肾真，此时之要务。

人参 坎气 胡黄连 紫石英 茯苓 五味子 芡实 山药

徐评：火性本上炎，而阴火有孔即注，亦能下坠。恒见足心沸热，喜践冷处，亦阴火下坠之症也，老气无敌。

案四五

吴（关上）气泄用阳药固气，庸医治嗽滋阴，引入劳病一途。

黄芪建中加人参。

徐评：久嗽则肺气缘咳而升泄。肺主华盖，一身治节出焉，泄则中气少续，用阳药固气，是为知要。

案四六

王（同里，二十七岁）向成婚太早，精未充先泄。上年起于泄泻①，继加痰嗽②，食纳较多，形肌日瘦③，深秋喉痛，是肾精内乏④。当冬令潜降，阴中龙雷闪烁⑤。无收藏职司，谷雨万花开遍⑥，此病必加反复。

秋石拌人参　紫衣胡桃肉　茯神　紫石英　女贞子　北五味子

徐评：①少阴不固。②五液变痰。③阴火内灼。④循少阴脉上烈。⑤逆天度矣。⑥阳气大升大泄。

病情一路述来，分五层次第，着实说来，无捕风捉影之谈。

案四七

沈（三十四岁）六腑阳气不行，浊凝便艰，浊结则痛，半硫丸热药中最滑，入肠泄浊，阴沉滞胃，阳尚未醒复，薄味相宜。

炒生川附　生淡干姜

葱白汁泛丸。

徐评：惟半硫丸最滑，故入肠速而不留恋于胃，胃阳尚未醒复。

案四八

陆（宝山，十八岁）春正气候，寒威未去，吸受寒气，先伤胸膈胃脘之阳，食已嗳噫酸浊陈腐之气，乃清阳不至，旋转运用。忌进腥黏，始用蔬食，病去胃口不得乱药。

荜茇　生益智仁　生姜　砂仁壳　木瓜　蒌皮

　　徐评：上焦主清、主阳，惟虚灵无浊味熏染，则上焦得通，津液得下，胃气因和也。

案四九

唐（江宁，二十九岁）病人述上年夏五月住直隶白沟河。北省不比南地，雨湿热蒸，夜坐寒侵，即寒热亦是轻邪，医用滚痰丸下夺，表邪结闭，肺痿音哑，喉痛咽物艰难，仿徐之才轻可去实，有气无味之药①。

射干　甘草　大力　滑石块　麻黄苗　蝉蜕　杏仁

　　徐评：①气走阳，味走阴，轻扬肃上，取气轻力薄者。

案五〇

张（无锡，二十二岁）嗽血秋季再发，夜热汗出，全是阴虚，大忌肺药。理嗽绝欲百日，助其收藏，胃口颇好。肾肝阴药必佐摄纳。

熟地 炒山药 芡实 五味 湖莲 茯神

案五一

陆（西淮，六十一岁）人到花甲，下元先亏，嗜酒湿聚便滑。视面色雄伟，精采外露，加劳怒，内风突来，有痱中之象①。

七宝美髯丹加三角胡麻。

徐评：①精采外露，下元愈亏，内风一动，无根蒂以立基地矣，故痱中也。

案五二

陈（东仓，三十三岁）脉小缓涩，自胃脘胀至少腹，大便已溏，泄肝苦辛，小效不愈。少壮形色已衰，法当理阳宣通，虑其肿浮腹大。

人参 木瓜 广皮 炮姜 益智 茯苓

案五三

沈（湖州）农人单腹胀，乃劳力肌饱失时所致，最难见效。肾气丸。

案五四

陈（二十七岁）精血夺，足痿。

人参 茯苓 大茴 当归 锁阳 精羊肉

胶丸。

案五五

龚（无锡，六十三岁）老年嗜蟹介，咸寒伤血，上下皆溢，当理其中。

理中汤。

案五六

杨（无锡，三十一岁）胁痛失血，以柔剂缓肝之急。

桃仁（炒）丹皮（炒）归尾 柏子仁 钩藤

案五七

杜（凤阳，三十八岁）疟后脾弱，肝乘中气不舒，易生嗔怒。

生益智仁 檀香末 茯苓块 新会皮 枳实皮

为末，水泛丸。

案五八

汪（徽州，三十五岁）仲景云：厥阴病气上撞心，明示木中风火上行，都因血少阴虚，以病症痰火有余，大谬。

女贞 茯神 萸肉 天冬 细生地 建莲 赤金箔

徐评：气上撞心之所以然，发挥明确。

案五九

钱（淮安，二十二岁）露姜饮止疟，是益中气以祛邪，虚人治法皆然。脾胃未醒，忌腥酒浊味。

大半夏加橘红、益智，姜汁丸。

案六〇

汤（胥门，五十六岁）酒客大便久溏，世俗谓聚湿脾伤损肾，脾病入肾，有久泻久痢，为肾病矣。失血用滋阴凉降者，十居七八，以少年阴虚火炎为多。如中年积劳走动欲喘，久立肛坠后重，所宜在乎摄肾固纳①。理中汤劫胃水，能止上下失血。王损庵法立见，非是杜撰，不效之所以然，以肾虚恶燥耳②。

人参 萸肉 茯苓 石莲子 木瓜 炙草 五味子

徐评：①察症细密已精，而益求其精。盖少年所虑在阴虚，老年所虑阳虚耳。②以酸味固纳，兼以酸甘化阴。

肾气乃先天真阳，主收摄一身之元气，肾气充足，既不上升逆冲，亦不下坠后重。一经散漫，上下交失，冲气既有咳呛之虞，二便时有欲出之势，葆真者免夫。

案六一

罗（二十三岁）壮年述冬季夜汗，入春吐血，问纳颇旺，无力举动，但喉痒发呛，此阴虚龙火上灼。议用虎潜去牛膝、当归，加五味、二冬。

案六二

沈（昆山，六十一岁）老人形寒足痿呛痰，男子下元肝肾先衰，其真阴少承，五液化痰，倘情怀暴怒，内风突来，有中痱之累。戒酒节劳，务自悦怡养，壮其下以清上①。

熟地 萸肉 苁蓉 川斛 戎盐 牛膝 枸杞 鹿筋胶

徐评：①壮其下则浊阴不升，五液渐化精微，而神明之地不为浊蒙而清矣。

案六三

任（山西，三十岁）夏季吐血，深秋入冬频发，右脉弦实，左濡，是形神并劳，络血不得宁静，经营耗费，气血不化少壮矣。

黄芪建中汤。

案六四

范（无锡，二十九岁）织梭身体皆动，过劳气血，偏倚左胁痛，失血呕血，肝络伤瘀，久发则重。

炒桃仁　延胡　新绛屑　降香末　炒丹皮　钩藤

案六五

沈（湖州，二十九岁）病伤不复元，壮失保养，延为劳嗽，胃气颇好，可与填精固下。

都气法去丹泽，加水陆二仙（金樱、芡实）、胡桃肉。

案六六

洪（吴江，二十七岁）肌肉日瘦，竟夜内热，是内损阴虚，渐挨劳怯，安逸可久，天暖气泄病加①。

早服乳酪一杯，另服补阴丸。

　　徐评：①阴损将及阳矣，故气暖病加。

案六七

　　王（宁波，四十八岁）七疝肝病为多，有声响为气疝。寒入募络，积疝坚硬下坠。中年不可从张子和，用八味加大茴香、胡芦巴①。

　　徐评：①声响乃气之所鼓，寒气凝阻，正气渊乎微妙，不到中年以后，哪知病情如是耶？

案六八

　　雍（枫桥，二十七岁）眩晕呕水，心中热，神迷若痫，皆操持运机，易于升举，蒙冒清神。生姜辛可通神，但气温先升，佐入凉降剂中乃可。

　　温胆汤。

案六九

　　沈（南浔，三十三岁）凡外邪入肺而咳嗽者，可用表散肺气。

若内伤累及于肺致咳者，必从内伤治①。汗之则泄阳气，肺痿食减音低，显然药误。

黄芪　米仁　黄精　白及

徐评：①此系中虚咳嗽，用药纯粹以精。

痰饮乃积滞久留，吐出为安。若浊黏涎沫，是身中脏腑津液，所以奉养躯命者，倘被阴火燔灼，上逼咽喉吐出，是肾脏不纳，乃为重病。

案七〇

金（运漕，四十四岁）冬藏失司，嗽吐涎沫，是肾病也①。医见嗽咸以肺药治之，年余无效。

桂苓甘味汤。

徐评：①识力清老，脉必两尺不固。

气机从天度升降，是乾坤翕辟大道。年多真气真精虚衰，病气为主，以致天气肃降而收。病反多抗拒，偏易上逆，应藏不藏，违逆天度矣。

案七一

何（王家巷，二十七岁）色夺脉促，寒露霜降嗽甚，风冷形肌凛凛，卫阳空疏气泄，群医不识，是为瞽医。

小建中汤。

案七二

蔡（南濠，四十三岁）操持太过，肝肾浮阳上冒，寤不成寐。《金匮》酸枣仁汤。

案七三

顾（铁瓶巷，十六岁）稚年筋脉未坚，努力搂抱，致气血流行有触，胸背骨偏突成损，此属不足，非因外邪。在身半以上，为阳主气，致右肛疡成漏年余。真阴五液皆伤，纳食在胃，传入小肠而始变化，因咳痰不出，致呕尽所见乃已。喉痛失音，涎沫吐出，喉中仍然留存，明明少阴肾脉中龙火内闪，上燔阴液，蒸变涎沫，内损精血所致。医见嗽哑，清金润肺，未明呛嗽之源，是就其凶①。

猪肤汤。

徐评：①老笔。

案七四

庄（宜兴，十九岁）疟痢后脾肾两伤，用缪氏法。

双补丸。

案七五

周（金匮，十九岁）夏伏暑湿，秋季如疟，邪不尽解，成疟，能食不化，腹中有形，脾胃不和，用东垣法。

案七六

李 劳久伤阳，胃痛吞酸，痰多①。

熟半夏 延胡索 胡芦巴 高良姜 老生姜 川楝子 块茯苓

徐评：①真阳伤而火愈旺，故吞酸痰多，温中则邪火自伏矣。

案七七

王（南金，二十八岁）环跳筋骨酸痛，少年积劳伤阳，维脉血少护卫。

归身 枸杞 生虎胫骨 巴戟 川牛膝 沙苑 青盐 羊肉胶丸

案七八

张（横泾，三十七岁）劳伤虚质，胀病初愈，因动怒气郁不食，二便皆阻。论肠痹从丹溪开肺法。

杏仁 紫菀 蒌皮 苏子 桑叶 桃仁

案七九

黄（嘉兴，五十三岁）情志内郁，心痛如绞，形瘦液枯，不可气燥热药。

炒桃仁 柏子仁 延胡 炒丹皮 小胡麻 钩藤

案八〇

张（大兴）精未生来，强泄有形，最难充旺，至今未有生育，形瘦食少，易泄精薄，形脉不受刚猛阳药。议借血肉有情，充养精血。

淡苁蓉 鹿鞭 巴戟 牛膝 羊肾 锁阳 枸杞青盐 菟丝 舶茴香

徐评：方药精实。

案八一

戴（枫桥，五十二岁）喉咽管似乎隘窄，一身气降，全在于肺。由胃热升肺失司，年纪日多，气结痹阻，薄味整肃上焦，用药以气轻理燥①。

枇杷叶 苏子 米仁 桑叶 降香 茯苓

徐评：①肺借资于胃，胃热气升，肺即失司，清降肺以清润为主，理其燥自下降矣。

肺之失司，总由于燥胃有火热，上升娇脏，失其滋养，故治肺贵乎理燥，而理燥在乎气轻。

案八二

马（陆家桥）浊止足肿，膝首肿痛，起于夏秋，必挟地气，湿自下受，酒客内湿互蒸，内外合邪，汤药决不取效。

蠲痛丹。

徐评：浊病止则足肿，是湿邪无从泄泻，其从前浊病，亦是湿气下注膀胱，非关精窍为患。

案八三

周（塘楼，二十五岁）湿是阴邪，肤腠中气瘿结，病起大便自泻，从太阴治。

生白术 淡熟小附子 细川桂枝尖 茯苓块

案八四

李（嘉兴）质虚不耐烦冗，动则阳升，由阴不和阳，深秋痢症虽愈，犹夏季致伤。

人参 茯苓 枣仁 炙草 小麦 青花龙骨

徐评：用妙香法以和阳，是和心阳耳。

案八五

王（北濠，二十五岁）中焦痛起，四肢逆冷，汗出，呕涎及食物，此属脾厥。

极黑附子 草果仁 粗桂皮 片姜黄 延胡索

徐评：厥为寒之极，太阴本是至阴，热药为宜。

案八六

吕（同里，二十岁）夏令热气伤阴失血，冬藏气降，血症必然不来，肉瘦精虚，嗽不肯已。宜滋培脏阴，预防春深升泄病发。

固本加五味子。

案八七

汪（沐阳，五十四岁）居住临海，风障疠气，不比平原，人众稠密，障疠侵入脑髓骨骸，气血不和，壅遏内蒸，头面清真痹阻，经年累月，邪正混处其间，草木不能驱逐。具理而论，当以虫蚁向阳分疏通逐邪。

蜣螂　威灵仙　蜂房　川芎

火酒飞面同丸。

案八八

吕（同里，四十五岁）心痛得食反缓，是积劳营虚，大忌破降气药。

桃仁　桂圆肉　炒黑芝麻　当归身　柏子仁

案八九

罗（二十三岁）病人述遇春季则失血，烦劳必有衄血。凡冬月大气藏伏，壮年自能聚精汇神，不加保养，春半地中阳升，发生之气交，反为发病动机矣。是皆身中精气之薄，胃纳安旺，自能知惜静养则神藏。

熟地　山药　芡实　五味　金樱　湖莲　萸肉　龙骨　茯神

案九〇

朱（湖州，三十八岁）太阴腹胀，是久劳伤阳，不饥不饱，二便不通爽，温以通阳，苦温疏滞。

制附子 熟大黄 草果 生厚朴 生姜 广皮

　　徐评：温下法，从许学士温脾汤来。

案九一

夏（山塘，七十五岁）初冬温热气入，引动宿饮，始而状如伤风，稀痰数日，痰浓喉干，少阴中五液变痰，乏津上承，皆下虚易受冷热，致阴上泛。老人频年咳嗽，古人操持脾肾要领，大忌发散泄肺，暂用越婢法。

　　徐评：凡内有宿病，每因新感六气，病邪牵动而发。盖藏匿夙病之处，气血必虚弱，故新邪必注空隙为患。

案九二

沈（槐树巷，二十二岁）自交秋初，皆令阴阳颠胀失血，三月怀妊，法当养阴固胎。

人参 黑壳建莲 子芩 阿胶 白芍 桑寄生

案九三

戴（徽州，三十九岁）仲景论痰饮分二要，外饮治脾，内饮治肾。又云：凡饮邪必以温药和之。阅方是温养肾脏，不为背谬。考痰饮有形，原其始也。阳气微弱，浊阴固聚，自下逆行，喘不着枕。附子走而通阳，极为合理。然其余一派滋柔护阴，束缚附子之剽疾矣[①]。

真武汤。

徐评：[①]此为阳微而阴未甚亏者。设仲景八味丸治痰饮，丹苓泽原疏通脐阳，非尽滋柔护阴者。

此症只须通阳，不必顾阴。

案九四

李 积劳伤阳，腹膨仍软，脉弦[①]，无胃气，形衰废食。理中宫阳气之转旋，望其进食，延久无能却病矣。

人参 淡附子 谷芽 茯苓 益智 广皮

徐评：[①]杂症细。

腹膨而不软，不但伤中宫之阳，中下浊阴凝结矣。惟膨而仍软，知阳虽伤而尚未阴凝，但理中宫之阳，俾得转旋斯愈矣。

阳气在胸腹升降转旋，无一息之停，斯清浊分而上下治。

案九五

沈（北城下，三十六岁）温疹皆病气鼻口吸受其秽邪，是天地乖戾不正之气，无形之物，上窍阻塞，呛物不下，医不知无形有形，但曰清火寒降，至药直入肠胃，与咽中不相干涉①。

连翘心（一钱）射干（三分）鲜芦（一两）马勃（七分）牛蒡子（钱半）银花（一钱）

徐评：①无形秽浊之邪，有气无质，气虽浊而性仍上浮，故以清轻气分药治之。

以无形治无形，针锋的对，此法前人所未发泄。天翁具此清轻一路，使无形之感化于无有，抑何巧思至此。

案九六

徐（宿迁，四十七岁）冬月涉水之寒，深入筋骨，积数年发，胫膝骨冷筋纵，病在下为阴，久必气血与邪交混，草木不能驱逐。古人取虫蚁佐芳香，直攻筋骨，用许学士法。

炒乌头　山东地龙　全蝎　麝香

徐评：着筋着骨病邪，须服着筋着骨药品。

案九七

钱（同里，五十六岁）酒热入血，瘀呕盈盆，越六七年变成反胃妨食，呕吐涎沫。问大便仍通，结闭在脘中。姑以通瘀开闭[①]。

韭白汁 桃仁 延胡 京墨汁 生蒲黄 片子姜黄

徐评：①酒性本走血分，火酒更易煎熬，血被热气劫住，故瘀滞耳。

得诀在问大便仍通，故知结闭乃在脘中。通瘀开闭，足愈斯病。不入治反胃门药矣，此为善审病机。

案九八

韩（新开湖，四十五岁）臭气入喉[①]，呛咳失血，缘肾脉上循咽喉舌下，是肾虚气逆也。风药治表，清寒降气，无识者皆然。病患说病来必先寒冷，阴中阳虚不收摄[②]。

人参 枸杞 茯苓 沉香汁 坎气 建莲肉 人乳粉

徐评：①吸字解勿作香臭，斯乃肾不纳气之病。②孟子谓鼻之于臭也。

案九九

李（无锡，三十三岁）呛呕，下焦寒冷[①]。

薛氏八味丸。

徐评：①先治下，继治中。

用四君汤加黄芪、山药，名曰六神汤，或以之改丸常服。既平之后，复后天生气从脾胃起。

案一〇〇

顾（南京，三十二岁）频年发失血症，嗽甚痰多，必有呕哕，日晡寒热，夜深汗泄。据述见血，医投郁金、姜黄、韭汁、制大黄，逐瘀下走，希图血止为效，此有余治法①。凡人禀阴阳，造遍致损，由内损伤，即是不足。脉左动数，尺不附骨，明明肾精肝血内夺，弱阴无能交恋其阳，冲阳上逆，吸气不入，咳嗽气并失旋，必呕哕浊涎黏沫②。《内经》谓五脏六腑皆令人咳，奈今医以咳治肺，见痰降气清热，损者更损，殆不能复。不知脏腑阴阳消长之机，杂药徒伐胃口，经年累月，已非暴病，填实下隙，须藉有形之属。

人参 紫衣胡桃肉 紫石英 茯神 五味子 萸肉 河车胶（一钱）秋石（二分）

徐评：①往素病机不论内伤外感，总是气顺则治，气逆则病。极平常语，切须记忆。②咳嗽气并失旋四字，内景如绘，几经烹炼。盖胸中真气呼吸出入往来，转旋如辘轳，咳则气逆，有升无降，故必呕哕矣。

案一〇一

张（官宰弄，三十一岁）酒客多湿，肠胃中如淖泥，阳气陷，血下注，昔王损庵以刚药劫胃水湿①。

理中汤加木瓜。

徐评：①阳气陷、血下注则病，在气不在血矣。

理中刚燥劫药，加木瓜则辛中有酸，以敛气而不散越，且木瓜宜宣通经络，于湿病相宜，收中有宣泄之妙，兼能酸甘化阴，不致刚燥劫津，此加味有巧思也。

案一〇二

华（南京，三十二岁）通中焦气血，痛缓呕食，是胃虚气逆。旋覆代赭汤。

案一〇三

华（无锡，三十一岁）夏月带病经营，暑热乘虚内伏，秋深天凉，收肃暴冷，引动宿邪，寒热数发，形软减食，汗出，与归芪建中汤。

徐评：汗经寒热屡出，暑热宿邪已去，惟真阳不足，元气未充，益中上之阳，其病自愈。

案一〇四

王（双林，二十六岁）早食呕吐酸水浊涎，心口痛引腰胯，此阳微浊阴犯络，例以辛热①。

乌头 良姜 延胡 川楝 红豆蔻 茯苓

徐评：①玩早食二字，必至晚，尚未消磨也。上午为清阳用事，停滞阳虚显然。

案一〇五

王（杭州，二十一岁）据述遗精频至，哮喘病发必甚，此肾虚失纳不固，真气散越冲急。少年形瘦，难用温法，当导引入任脉阴海以固之。

龟腹板 人参 芡实 金樱膏 坎气 紫胡桃 五味 黄柏

徐评：千斟万酌，有此良治。

案一〇六

金（杭州，三十四岁）当正面傍左发疡，牵出黄，湿中生热，由阳明少阳经来。宜薄滋味，忌辛辣。

连翘心 飞滑石 浙茯苓 苍耳子 干浮萍草 白鲜皮 金银花 紫花 地丁草

徐评：绝妙疡科方药，清轻无滞，欲其上浮也。

案一〇七

张（双林，二十七岁）痛而喜按属虚，痰多肢冷是脾厥。病大便三四日，乃津液约束①。

炒桃仁　火麻仁　片姜黄　淡归须　炒延胡

徐评：①脾厥虽由脏寒，总是脾营失养不运。

案一〇八

张（无锡，三十九岁）初秋经停几两月，下血块疑似小产，遂经漏不止①。入冬血净，加五心脊椎骨热，天明微汗热缓。凡经漏胎走②，下元真阴先损，任脉阴海少液，督脉阳海气升，所谓阴虚生热矣。精血损伤，医投芪术，呆补中上，是不究阴阳气血耳③。

人参　建莲　女贞　茯神　糯稻根　阿胶　炙甘草　白芍　萸肉

徐评：①精义。②笔势展拓。③督任为天关地轴，为升降枢机，阴阳每相系恋，阴虚阳必升逆。

案一〇九

张（包衙前，四十五岁）自胃痛起，咽食又噎①，近加涌泛黏涩，经营劳瘁伤阳，清气不转旋，上不知饥，大便不爽，九窍不和，都属胃病②。

人参 熟半夏 茯苓 胡芦巴 荜茇 老姜汁

徐评：①阅症极似肝胆热升，须确切脉理。②此人中上二焦之脉必微弱不旺，重按无力。辛温开结法，用人参以统御之。

以大便不爽，知中宫阳气不司转旋，不然症类木火气升矣。盖气火升则下焦失温纳，大便反易出而爽也。辨症切脉，最难明确。

案一一〇

王（陆家浜，三十岁）阴邪盛为肿，便溏溺短，议通腑阳。

生炒黑川附子 椒目 炒焦远志 生于术 生厚朴 茯苓 猪苓 青皮

案一一一

钱（五十四岁）外邪窒闭肺窍，用轻剂治上。食可下咽，水入必呛，此喉气有阻，仍以辛润。

杏仁 桑叶 米仁 紫菀 浙茯苓 川通草

案一一二

唐 阅原案开列皆肝肾为下元，男子中年已后，精血先亏，有形既去难复，五液内夺，阳气易越。治法从阴引阳，勿以桂、附之刚①。

鹿茸 角霜 当归 天冬 茯苓 苁蓉 杞子 天麻 浙黄菊

徐评：①五液内夺，里气必燥热有火，是以内风易起。

案一一三

詹（四十三岁）食入脘闷，嗳气，呕吐觉爽，少焉仍然痞闷，形躯充伟，脉形小濡，中年阳微不运，是为不足。泄降气分攻痰，有余治法，非此脉症所宜①。

治中法。

徐评：①此脉形小濡，故确指其为阳微不运之病，否则错认肝火矣。

中不安谷，既无痰凝火升，但觉脘闷嗳气，吐后仍痞，显属中宫气衰，阳微不主运动，再行泄降气分大谬。

案一一四

沈（北城下）辛气开上，肺气降可效。

芦根 白蔻仁 杏仁 米仁 浙苓 厚朴

案一一五

刘（三十三岁）武略用力逆气，与酒色精伤不同，失血在长夏热泄之令，胸附骨皆痛，乃肝胃络伤。

桃仁 苏子 南楂 米仁 茯苓 韭汁 丹皮 降香

案一一六

陈 久嗽失音，脉小痰冷，此肺虚气馁，不易骤愈，酒家有饮邪冲气，入暮为重。

桂苓甘味汤。

案一一七

孙（三十六岁）奔走劳烦，暴热上蒸，即是身中阳气不交于阴①。麻木在四肢，内风属阳之化，左属肝，肝性刚，柔剂为宜。若用酒药，益助其动阳，是矛盾矣②。

生地 天冬 藕汁 沙苑 寄生 女贞 炒枸杞 川斛

徐评：①精义。②从来火中有风，肝阳旺甚火生，即热极化风矣。

案一一八

唐（五十六岁）夏足跗肌浮，是地气着人之湿邪，伤在太阴。阳明初病失血，继而呕涩拒食，医不知湿伤脾胃，漫延乃尔[1]。

五苓散去泽泻，加益智仁、厚朴、广皮、滑石。

徐评：[1]从来湿伤太阴，热起阳明，湿为阴邪，下先受之。

案一一九

龚（茜泾，六十八岁）心下胃口之上，痛有两月，问酒客往昔肠血，每痛发，食进少其痛始缓，食进多痛即立至。据说饮热酒，脘中爽然，则知浊凝厚味，皆助阴伤阳，宜戒[1]。

荜茇 红豆蔻 乌药 苏梗 良姜 延胡 生香附

徐评：[1]肉食难饥，素食易饿，总是厚浊难于运化。然中宫之阳为浊阴滋腻，阳气亦渐劳乏也。

阳气在中下二焦，如火熏走马灯，辘轳旋转不定。松脆之物，入胃易于流走运化，精华糟粕，旋即分头各归其所。若厚味酒液黏腻，浓厚留滞肠胃，枢机虽旺，其如窒碍何。

案一二〇

吴（三十九岁）自幼失血，是父母遗热，后天真阴不旺，幸胃纳颇强，不致延成损怯。血利十六个月[1]，腹中不痛，但肛门下坠，刻刻如大便欲出。世俗见利，咸治肝胃，此系肾虚，阴阳下窍不固，固摄其下为是[2]。

熟地炭　萸肉炭　山药　五味子　生白芍　茯苓

　　徐评：[1]是虚症矣。[2]肾气摄纳，紧固下元，始有关闸。若下坠如欲便出，气不固矣。若再加以湿热下注，晨起即大便欲出，不能耐久。

案一二一

王（五十三岁）问有女无男，呛咳甚于日晡黄昏，肌肉消瘦。夏季失血，天令暴暖，阳浮热灼，弱阴无从制伏。夫精损阴火上铄，必绝欲可以生聚，半百未生育，当自谅情保节[1]。

熟地　龟甲　鱼胶　牛膝　茯神　远志　萸肉　青盐　沙苑　五味　柏子仁

　　徐评：[1]夏月阳气既浮，热气灼烈。阳浮则真阳散越，汗泄而虚，热灼则阴分煎熬，津液枯铄，当分两层。

案一二二

程（二十二岁）偶食闭气物，胸中痞闷不饥，脉小涩怕冷，清阳受伤，不宜端用消克。

杏仁　生姜　广皮　厚朴　荜茇　生益智　苏合香丸

案一二三

李（二十五岁）精泄痿躄内枯，损及奇经，六年沉疴，药难取效①。

淡苁蓉　锁阳　羊肉胶　舶茴香　菟丝子　青盐

徐评：①阳跷、阴跷、阳维、阴维皆失其司矣。

案一二四

戴（枫桥）用肺药开上气不效，病患说痰味咸，谷道窄，从肾气逆升入咽，用滋肾丸。每服三钱，盐汤下①。

徐评：①肾气逆上入咽，用滋肾丸下走，何等巧思灵妙。

肺气统摄一身之气下行，肾气受其节制，亦不致上逆。

乃肾气既易上升，再因肺药开上气，更易逆升矣。

案一二五

许（常熟）奔驰劳动摇精，精腐溺浊，继出血筋，真阴大泄于下，胸痞不知饥，腹中鸣响攻动，乃清阳结闭于上①。此皆不知阴阳虚实②，但以淡渗凉降，反伤胃中之阳③。

茯苓 炙甘草 煨熟广木香 人参 茯神 益智仁 生谷芽 新会皮

徐评：①阳微不下行致响。②精实。③此症下损及上，从阴损阳，用妙香最为稳着。

案一二六

储（宜兴，三十三岁）问生不长育，自觉形体不为矫捷，阴中之阳不足，精气未能坚充，莫言攻病，务宜益体。夫生化之源，在乎水中有火，议斑龙丸①。

徐评：①从来生育之机，非阳不生，非阴不成，最重水中之火也。

案一二七

王（山塘，二十四岁）八日间痛发一次，日来不饥，大便不爽。凡痛呕出黄浊，水难下咽，浊气自下上涌，即有呕吐之状。肠中滞气不行，胃中涎沫不泻。浊气自下上涌，由于肠中滞气不行，胃中涎沫不泻耳。

半硫丸，每服一钱二分。

徐评：肠中滞气，胃中涎沫，所以不行不泻，由于肠胃阳气不足，阴邪浊邪，转得逆上涌泛，必半夏之降逆，硫黄之温通，俾滞气行而涎沫泻耳。

案一二八

嵇（石塔头，四十八岁）夏月黄疸，是脾胃湿热气化，治疸茵陈，乃苦清淡渗，右胁之傍为虚里穴，久进寒药，胃伤气阻成瘕。问大便不爽。用阿魏丸，每服一钱[①]。

徐评：[①]久进寒药，后之变相黄疸，湿热留着，阿魏丸消克之。

案一二九

庄（新盛，二十二岁）烟熏犯肺，呛逆咽痛，以清气分之热，轻可轻扬，味重即非治上。

大沙参　绿豆皮　葳蕤　桑叶　生甘草　灯心

案一三〇

沈（五十二岁）颠顶近脑，久痛骨陷，乃少年时不惜身命，真精走泄，脑髓不满，夏月乏阴内护，痛软不能起床。五旬有二，向衰，谅难充精复元①。

龟腹甲心　黄柏　虎胫骨　熟地　锁阳　盐水炒牛膝

蜜丸。

徐评：①夏月气泄伤阳，而阴乏亦不能内护，抵当热气，此病机所以难执一也。

案一三一

杨（三十八岁）病未复元，勉强劳力伤气，胸腹动气攻冲，或现横梗，皆清阳微弱，不司转旋。

小建中汤。

徐评：三阳少阳为枢，平日上升清道，为枢机转旋，升清降浊，三焦分理，皆是物也。病后清阳微弱，勉强劳力，伤在气分，枢机无力，转旋失司矣。

案一三二

顾（荙门）失血既止，入冬不但血来，呛嗽火升，外寒内热。

夫冬为蛰藏汇神之令，少壮不自保惜收藏，反致泄越，乃肾肝藏阴内怯，阳气闪炼自铄，草木填阴，临时堵塞其隙，精血无以宁养。务潜以绝欲，百日不发为是，屡发必凶①。

熟地（炒炭）茯神 萸肉 五味 湖莲 芡实 女贞 川斛

徐评：①真水所以养真火，冬为万物归根，阳气内伏藏阴，因不谨亏损，真火独旺，真水愈涸，至木旺春升，温热病所由炽也。

不特火气内伏，煎熬精血，至来春水不养木，少阳相火炽甚也。阴虚者火必升，呛嗽吐血，当时有必致者耳。

案一三三

于（金坛，二十六岁）风热伤卫外之阳，再发散升药动阳，血自阳络而出，医用大黄逐瘀使下，下则阴伤，不饥痞闷，痰黏不渴。急急醒脾扶胃，再以清寒治嗽，决无愈期①。

人参 白芍 生益智 茯苓 炙草 广皮

服十剂后，接服异功散②。

徐评：①盖卫应乎胃，卫外阳伤，当亟醒脾胃之阳，但治血溢之所以然，绝不于血分内瞻顾。盖治其本则标自愈，非如今人之见血治血也。②血从胃来，非关肺肾，故异治也。

胃为多气多血之海，而脾实统之，是以少年从色欲致伤而失血者，久则尚须亟固脾胃，使精生于谷，以渐补肾肝。况因风热伤阳，再以发散升泄，阳不固而致血上溢者乎？治病安可通套耶！

案一三四

张（二十九岁）劳伤阳气^①，当壮盛年岁，自能保养安逸，气旺可愈。

人参当归建中汤。

徐评：①直起喝破，惟老手能之，不可以为老生常谈。

案一三五

曹（三十一岁）肾虚（笔力清老），水液变痰，下部溃疡成漏，血后嗽呛不止，精血内夺，龙雷闪烁，阴损及阳，症非渺小。庸医见痰血及嗽，辄投凉剂，不知肾脏生气宜温，若胃倒便泻，坐视凶危矣^①。

人参 胡桃肉 五味子 茯神 鲜河车胶 湖莲子 芡实

徐评：①肾脏生气，春升温暖之气也，温则生，寒则生机绝矣。

治肾病有时用知、柏、龟、地，亦以其相火过热，除其热气，使之温和也，并非寒冷遏绝生气也，亦犹温胆汤之义。知此一层，便知用寒凉之妙，岂易言哉。

案一三六

沈（二十五岁）年十三时，自食鹿角胶吐血，继用龟板胶而愈，缘稚少阳体，升补督脉已非，述有遗泄，虑血再发，肌肉消瘦，阴虚偏热，既虑凤恙，当戒奔驰用力，静处身心自宁，无发病之累[1]。

六味去丹泽，加水陆二仙、覆盆、湖莲、龟腹板心。

徐评：[1]奔驰用力太过，浮阳最易泄越，阴火即随上溢，载血涌逆。惟静处林泉天真宁谧，斯为上药。

案一三七

杨（二十二岁）阴损体质，学艺倾银，火燃外烁内，液枯不能复，日饮上池无用。

糯稻根须　天冬　熟地　五味子

案一三八

莫（无锡，四十六岁）易怒，气火逆行，脘中微室[1]，气阻妨食，先开上痹，瘦人脉数弦，勿投香燥[2]。

枇杷叶　降香末　黑栀皮　土蒌皮　杜苏子　新会皮（去白）

徐评：[1]有痰滞。[2]气火逆行，痰必上涌，故药兼治痰也。

案一三九

管（四十三岁）食减肉瘦，食已不运，诊关前沉濡小涩，尺中虚芤。脾阳宜动，肾阳宜藏，见此脉症，未老早衰。内损以调偏，莫言攻邪①。

人参 茯苓 荜芨 胡芦巴 生益智 生姜

徐评：①脾阳宜动，肾阳宜藏，其治法动脾阳即所以藏肾阳也。

脾阳肾阳，宜动宜静，各有所主。此二语医理中玄妙，该括无数妙义，后学牢牢记着。知但动脾阳，即所以藏肾阳，而藏肾阳益所以动脾阳也。

案一四〇

倪（枫桥，二十三岁）劳伤营卫，不任烦冗，元气不足，兼后天生真不旺。古人必以甘温气味，从中调之①。

建中法加人参、桂心、当归。

徐评：①心营肺卫，治法用药益见心为阳中之太阳也。

心营肺卫，实则兼统于心。以心为阳中之太阳，营卫惟太阳主之，建中加参、桂、当归，建心主之宫城也。

案一四一

邵（枫桥，七十七岁）高年四末肉肿骨大，乃气血已衰，不能涵注，内风暗起，谓风淫末疾①。

桑寄生 枸杞子 虎掌骨 沙苑

照常熬膏，不用蜜收。

徐评：①禀经酌雅。

案一四二

徐（二十三岁）内损血后，痰嗽渐渐声哑，乃精血先伤，阴中龙火闪烁，迭经再发，损必难复，填实下元，虑其不及。庸医见血滋降，见嗽清肺消痰，不知肾液被阴火煅炼化痰，频发必凶①。保养可久，服景岳一气丹②。

徐评：①每见血后继必痰嗽，都因见血先投凉滋，过抑火气所致。②肾主五液，主充养肌肉，灌输百脉，阴火日夜煎熬，悉化枯痰矣。

案一四三

徐（十七岁）虚质，肝络受寒为疝。议温养入营中和血治疝。

炒橘核 桂心 粗桂枝 归身 茯苓 冬葵子 小茴香

案一四四

王（陆家浜，三十六岁）纯阳气分药见效，则知病人酒肉冷物乱食，湿内聚伤阳。若不慎口必危。

生白术　炒黑生附子　茯苓　泽泻

案一四五

徐（二十六岁）少年读书久坐，心阳亢坠，皆令肾伤。医药乱治，胃伤虚里，胀闷吐水，而滑精未已，乃无形交损[1]。

人参　抱木茯神　远志　茯苓　益智仁　砂仁壳　青花龙骨　炙草

　　徐评：[1]妙香散。

案一四六

汪（二十九岁）厥起五年，脉形细促，乃肾肝精血内怯，冬藏失降，脏阴不摄，致厥阳内风飞翔，冒昧精神。病在至阴[1]，热气集于身半以上，皆是下元根蒂之浅[2]。欲图其愈，必静居林壑，屏绝世务，一年寒暑，隧道阴阳交纽，不致离绝[3]。

龟腹板心　活灵磁石　山萸肉　细川石斛　辰砂　川牛膝　人中白　黄柏

　　徐评：[1]精神出色，入理深谈。[2]隧道阴阳交纽，内景如绘。[3]此方乃补剂中之最灵动、最精深入微者。盖隧道阴阳交纽主一身督任，而言惟督任为阴阳脉之二海，天关地轴交纽，此身命根二海一空，即有渐致离绝之势，五脏失其根蒂，补剂讲究及此方为透入重关，非通套治病。

凡介虫三百六十，龟为之长。色黑为北方坎卦，水阴能潜矫阳，味咸纯阴，直入任脉阴海。磁石质重，入肾制肝阳上冒。以辰砂镇心神，交其水火。萸肉酸以入肝敛肝，牛膝佐入下焦，人中白咸，黄柏苦以入阴，咸苦制上浮，川斛清阴火，坚筋骨，此方大旨。

扁鹊见虢太子尸厥之病，曰：上有绝阳之络，下有破阴之纽。可见人身自有命蒂，根本交结，纽住阴阳，昼夜营运，循环无端，则五脏六腑，为生人根本。而脏腑之外，更有为脏腑根蒂者，此先天乾南坤北，后天南离北坎，皆于此为造化枢纽。品汇根柢，治病及此，何等深细微奥。

昔年潘凤翅治何虎占痰病，诊曰阴虚，疏方大半宗此旨，果效。

案一四七

章 形壮脉弦，肢麻，胸背气不和，头颠忽然刺痛，是情志内郁，气热烦蒸，肝胆木火变风，烁筋袭颠。若暴怒劳烦，有跌蹼痱中之累①。

人参 茯苓 真半曲 木瓜 刺蒺藜 新会皮

徐评：①识得透此症必热蒸化痰，不但木火上沸矣。

已参用二陈矣。盖形壮者，脉弦主痰饮也。

案一四八

顾 劳伤形气寒，脉小失血，乱药伤胃，食减，必用人参益胃，凉药治嗽必死①。

人参 炙草 南枣 饴糖 当归 白芍 桂枝

徐评：①人参当归建中法去姜。

案一四九

徐 内损肝肾，久嗽失血，近日畏寒，吐血盈碗，冬不藏纳，阴伤及阳，法当贞元煎温养。

人参 熟地 桂心 茯苓 五味 白芍 童便（半杯）

案一五〇

钮（湖州，二十八岁）五六年胃痛，发必呕吐不便①。

桃仁（炒）麻仁 墨汁 延胡 归须 南楂（炒）

加韭汁十五匙。

徐评：①妙方药。

是系厥阴结闭冲逆，以通幽法疏泄厥阴，遂其性而病自已，决不可投香燥也。

案一五一

孙（二十二岁）胸中乃清阳游行之所，少年气弱，操持经营皆扰动神机，病名胸痹。仲景轻剂通上焦之阳。

薤白 桂枝 半夏 生姜 茯苓 白酒

案一五二

申（余杭，二十六岁）劳病，水枯肾竭不治。

猪肤汤。

案一五三

曹（西山）炎日远行，热入络动血，入冬间发，乃身心不安逸，阳亢阴虚。

天王补心丹。

案一五四

方 面肿气喘，呛不止，音渐哑，周身之气降，全在乎肺。酒客久蓄之湿，湿中生热，气必熏蒸及上，肺热为肿为喘，声音闭塞矣。按《内经》云：湿淫于内，治以淡渗，佐以苦温。渗则湿从下走，酒客恶甘宜苦，温以通湿，湿是阴邪耳①。

活水芦根 米仁 厚朴 滑石块 浙茯苓 杏仁

徐评：①湿不下行，聚于中宫，化热上蒸，熏灼肺气上逆，气机失降，见症如是。

六味药俱降下渗湿之品。

案一五五

邹（四十六岁）辛能入肾，肾恶燥，凡辛能入血，则补辛以气走，通泄则燥伤肾阴。方中仙灵脾泄湿，半夏、远志辛燥，由阳直泄气至下，人参、五味生津，亦为邪药之锋甚所劫，何愦愦乃尔①。

人参 茯神 天冬 熟地 五味 柏子霜

猪肾捣丸。

徐评：①此案未详病形脉症，但究误治药味，想是阴虚症耳。

案一五六

项（二十七岁）失血如饥腹痛，是烦劳致伤，见血投凉，希图降止，乃胃伤减食，其病日凶①。

熟地炭 湖莲肉 山药 茯神 芡实 炙草

徐评：①烦劳者，必伤脾胃之阳，绝不用腻药。

案一五七

张（蠡墅，四十七岁）两月昼热夜凉，咳嗽喘急，是中年劳碌伤气，忌酒发汗，甘温益气。

人参 炙甘草 薏苡仁 白及 蜜水炙黄芪

案一五八

方（三十六岁）脉细小垂尺，身动喘急，壮年形色若颠老，此情欲下损，精血内枯，气撒不收①。夫有形精血，药不能生，精夺奇脉已空，俗医蛮补，何尝填精能入奇经。

人参 胡桃肉 茯苓 补骨脂

河车胶丸。

徐评：①气撒不收，四个字说得极精透。

案一五九

钱（四十岁）情志郁结，是内因生胀，自投攻泻，胀加溺闭，已属痼疾难治。议通下焦之阳。

生附子（去皮脐，切小块，炒极黑色，三钱）

水一盏，煎至四分，入童便一小杯，猪胆汁一个。

案一六〇

何（南濠）甘温益气见效，粪后肠血，乃营虚。

下药饴糖浆丸

人参 白术 归身 炮姜 黄芪 黄精 炙草 白芍

案一六一

施 阳明之阳已困，胸胀引背，动怒必发，医药无效。

人参 熟半夏 生白蜜 姜汁 茯苓

徐评：大半夏汤加味。

案一六二

吴（江阴，十六岁）十二年春夏发疮，内因之湿，本乎脾胃，忌口可愈。

生真于术（一斤）白蒺藜（一斤）

用糯薏苡仁十两煎汁泛丸①。

徐评：①方药极精。

案一六三

王（三十二岁）湿去八九，前议运脾安肾，治本既乏人参，双补未合，况屡见黄色，仍以脾胃之法。

生于术 生杜仲 泽泻 茯苓 米仁 川斛

水泛丸。

案一六四

陆（陕西，三十八岁）血脉有热，外冷袭腠，气血不和，凝涩肌隧，遂见瘾疹。凡痛多属冷闭，痒由热熏，渺小之恙久发，欲除根不易。平时调理，忌食腥浊，发时用凉膈散，二日愈时，用和血熄风。

连翘 生甘草 炒黑山栀 赤芍 薄荷 桔梗 枯芩 生大黄

接用丸方，黑豆皮汤丸。

首乌 胡麻 当归 松节 茯苓 地肤子

案一六五

戴（枫桥）咽痹痰咸，是肾虚水泛，下焦少力，浮阳上升，阴不上承，以咸补甘泻实下[1]。

熟地 远志 苁蓉 茯苓 青盐 骨脂 胡桃

红枣肉丸。

徐评：[1]甘守中，咸润下。甘能化咸，土制水也。中宫既培，咸味自当趋下，不上泛矣。

案一六六

苗（三十六岁）痛起寒月，胃脘贯及右胁，腹鸣攻至少腹，少腹气还攻胃口，呕吐酸浊，或食或不食，三年之久。病由胃络逆走入肝，肝木复来乘胃土，主以辛热，佐以苦降[1]。

吴萸 良姜 茯苓 川楝 延胡 莪术

徐评：[1]土气先走入木中，是为侮其所不胜，故曰逆也。总是胃中寒胜，故引入厥阴。厥阴不受，仍还乘胃土耳。治法极为周密。

案一六七

荻（二十四岁）左搏尺动[1]，肝肾阴伤，血后干呛，夜汗。

阴火闪动，阳不内交，虚怯阴损，壮水固本为要。医但治嗽清肺，必致胃乏减食。

人参 茯神 芡实 山药 熟地 五味 萸肉 湖莲 生龙骨

鲜河车胶丸。

徐评：①脉理深微。

案一六八

朱（木渎，三十岁）外视伟然，是阳气发越于外，冬乏藏阳，肝肾无藏。上年酸甘见效，今当佐苦坚阴。

熟地 五味 萸肉 茯神 天冬 黄柏

案一六九

陆（水关桥，二十三岁）久嗽，入夜气冲，失血。肾逆，必开太阳。

桂苓甘味汤。

案一七〇

吴（三十二岁）脾胃最详东垣，例以升降宣通，忌腻浊物。味补必疏，欲降浊，必引伸清气，皆平调和法，几年小效未平，仍是脾阳胃阴。

南楂肉　九蒸于术

干荷叶煮汤一杯泛丸。

案一七一

汤（四十六岁）是肾虚精夺于里，阳失内交，阳泄为汗，肾脉循咽，元海不司收摄，冲气升腾，水液变痰，升集壅阻，而为喘促[1]。夏月阴内阳外，忌寒属阳虚。究其源头，精损于先，乃阴分先亏，损及乎阳也[2]。

天真丸去黄芪，加鹿茸、补骨脂、紫衣胡桃肉。

徐评：[1]语入经典。[2]惟阴中之阳虚，故肌表卫外之阳亦虚，而为汗泄。急补真阳而肌表自固。

案一七二

李（木渎，二十一岁）男子血涌出口已多，面色气散，冬乏藏纳，是无根失守，凶危至速。况脉小无神，医以寒降清火，希冀止血何谓。

人参　牛膝　白芍　熟地　枸杞

案一七三

魏（花溪，三十五岁）胸中是清阳转旋之所，凡饥饱忧劳太过，阳气不行，则浊阴锢结，非有积聚之比，酒肉助阴聚湿，永不能愈①。

荜茇 厚朴 茯苓 公丁香柄 茅术 米仁

徐评：①此人必是贪饕。

案一七四

许（五十岁）劳倦伤阳失血，庸医以凉药，再伤气分之阳，指麻身痛，法当甘温①。

人参当归建中汤去姜。

徐评：①气已属阳，再于气分分出阴阳，精细极矣。

血症能用阳药，已是老气无敌。其妙在辨症明确，不似今人之动辄滋阴也。然于伤阳失血之症，再经凉药，更伤其阳，则建中更无虑其动血矣。

案一七五

汪（水潭头）肾阴已怯①，心阳遇烦多动，所谓脏阴络损之血，甘以缓热，酸以固阴②。

熟地（炒枯，水洗一次）旱莲草 茯神 萸肉 女贞 柏子仁 柿饼炭（三钱）

徐评：①同一少阴耳。②少阴精血上承心阳，自尔宁静，劳心不以为烦，肾阴一怯，势必遇烦多动矣。

案一七六

张（大马坊）脉沉细，久嗽，五更阳动，咳频汗泄，阳不伏藏，肾气怯也①。

茯苓 甜桂枝 炙草 五味子

徐评：①寅时气血注于肺，阳动而咳频，不但肺虚矣，下元不固，冲气使然。

每见肺虚气弱之人，凡遇秋冬晓寒，即重茵叠被，不任霜寒肃降之气，咳逆不已，此内伤兼外因也。若阳动即咳，乃应时冲逆，不必秋冬也。

案一七七

詹（衢州，四十三岁）阅开列病原，肾精内损，心神不敛，脏阴不主内守，阳浮散漫不交①。中年未老先衰，内伤脏真，心事情欲为多，问后嗣繁衍，绝欲保真，胜于日尝草木。

九制大熟地 人参 金箔 石菖蒲 远志肉 茯神 生白龙骨 生益智

红枣蜜丸。

徐评：①不过阳不恋阴四字出自有笔人，便云脏阴不主内守，阳浮散漫不交，意新词湛。

案一七八

吴（东山，二十七岁）频失血已伤阴，冬至后脉弦，属不藏，是肾阴不足，虚浮热气之升。戒酒节欲，勿日奔驰，可免春深反复①。

六味去丹泽，加龟腹板心、清阿胶、天冬、秋石。

徐评：①细腻风光。

脏真无日不宜深藏，故曰脏也。冬至更是万物归根之候，弦脉为春深发升之象，先时而见，恐当时反不能见矣，故曰不藏。

案一七九

邵（杭州，三十六岁）寇宗奭桑螵蛸散，温固下窍，佐以宁静，以阳之动，既有齿痛热升，理阴药和阳摄阴①。

芡实 旱莲草 锁阳 金樱子膏 龟板心 女贞子

蜜丸。

徐评：①锁阳一味锁住阳气，以入阴而不令上越耳。

阳气动，即浮升散越而不能摄阴。须充沛阴分，俾阳内交而依恋，则阳入阴中而和阳，即是摄阴矣。

案一八〇

李（横街，十九岁）精滑无梦，咳涎常呕，乃肾不摄纳，肺药无用[①]。

人参条 紫胡桃肉 人乳粉 坎气（漂洁）茯苓 五味子

徐评：①直截了当。

案一八一

江（章莲荡，二十二岁）惊恐内动肝肾，真阴不旺，阳失偶而浮越，下虚上实，过劳有厥仆之累。

熟地 龟板 天冬 白芍 萸肉 锁阳 归身 黄柏

蜜丸。

案一八二

徐（五十六岁）眼胞上下脾肾之脉循行，垂不开阖，太阴脾脉已倦，甘补多用为宜。

蒸于术 枸杞 桂圆 归身 黄芪 炙草 煨木香 浙菊花

案一八三

周（十八岁）能食胃和，后天颇好，视形神及脉，非中年沛充，乃先天禀薄而然。冬寒宜藏密，且缓夜坐勤读。

六味加石人乳粉，蜜丸。

案一八四

张（茜泾，三十七岁）三疟已十三个月，汗多不解，骨节痛极，气短嗳噫，四肢麻，凡气伤日久，必固其阳①。

人参 炒蜀漆 生左牡蛎 桂枝 淡熟川附子 五花生龙骨 老生姜 南枣肉

徐评：①立方周密。

案一八五

林（线香桥，二十七岁）阴火扰动精走，用滋肾丸①，每服三钱。

徐评：①以知柏泻之。

案一八六

郭（谈家巷）凡滋味食下不化，嗳出不变气味。盖在地所产梁肉，成形者皆阴类。宜食飞翔之物，以质轻无油膘浊凝。医用妙香，谓香能醒脾，不致燥烈伤肾①。

人参 茯苓 茯神 石菖蒲 檀香末 生益智

徐评：①此本乎天者亲上，本乎地者亲下，自然之理，格物之功深矣。

案一八七

朱（临顿路）精血空隙在下，有形既去难生，但阴中之阳虚，桂附辛热刚猛，即犯劫阴燥肾，此温字①若春阳聚，万象发生，以有形精血，身中固生气耳。

淡苁蓉 桑螵蛸 炒黑大茴香 锁阳 生菟丝子粉

徐评：①温字洗剔精义。盖温剂总以柔阳立法。

案一八八

顾（三十二岁）气候渐冷，冬至收藏，阳浮气泛，嗽甚哕多。前议柔药固肾方不谬，早上仍用，不宜更张。佐以镇胃安脾，中流有砥柱，溃决逆行之势，可望安澜。晚餐宜早，逾时用冬白术三钱，大黄精五钱，煎服①。

徐评：①先固下，继填中，治法井井，舍此无他法矣。

案一八九

钱（娄门，十七岁）少年面色青黄，脉小无神，自幼频有呕吐，是后天饮食寒暄，致中气不足，咳嗽非外感，不宜散泄。小建中汤法主之①。

徐评：①老笔纷披。

案一九〇

李（三十二岁）喜寒为实，喜暖为虚，冲气逆干则呛，黏涎着于喉间，是肾精内怯，气不摄固于下元矣。肾脏水中有火，是为生气，当此壮年，脉细不附骨①，其禀质之薄显然②。

紫河车　紫衣胡桃　五味子　云茯苓　枸杞　人参　沙苑　黄柏（盐水炒）秋石

捣丸。

徐评：①即是虚脉无根。②精能化气，精充者气自归根，肾精怯，水不化精而成黏涎，阴火上逼而呛痰亦黏矣。

案一九一

薛（范壮前，八十岁）禀阳刚之质，色厉声壮，迩来两月，肠红色深浓浊，卧醒咯痰已久，肺热下移于肠，肠络得热而泄，自言粪燥越日，金水源燥，因迫动血①。

　　大生地　柿饼灰　生白芍　淡天冬　侧柏叶

　　　　徐评：①了如指掌，上下一贯。

案一九二

　　孙（三十四岁）内损精血，有形难复，淹淹年岁，非医药功能，病中安谷如饥，后天生气未惫，若究医药，必温煦血肉有情，有裨身中血气。冬春用天真丸①。

　　　　徐评：①冬春二字最有斟酌。

　　病中安谷知饥，阴损尚未及阳可知。先天精气虽损，犹赖后天水谷之精气以荫，治虚损必以脾胃为先务也。

案一九三

　　朱（唐市，三十一岁）农人冷雨淋身，在夏天暴冷暴热，原非大症。木鳖有毒，石膏清散，攻攒触之气闭塞，咳久咽痛，轻剂取气，开其上壅。若药味重力不在肺①。

　　射干　生草　牛蒡　麻黄　米仁　嫩苏叶

　　　　徐评：①上焦之药宜轻，所谓轻药轻用，取其气轻味薄，不但分两轻也。

案一九四

朱 形瘦虚数之脉，血屡次发，痰嗽不止，此非肺咳，乃血去阴伤，阴火如电烁而致咳。如日进清肺降气消痰，则内损不起矣①。

都气法去丹泽，加脊髓、芡实、莲肉。

徐评：①阴火如电烁，最为驳劣难当，注射脏腑，最易烁肺金，焉得不咳。

案一九五

李（二十六岁）壮年形瘦肌减，自述无因滑泄，长夏内阴不生旺而失血，显然阴虚，窍隧不固。大忌劳力奔走。虽在经营，当诸事慎养，身心调理之恙，不取药之寒热攻病也①。

桑螵蛸散。

徐评：①阴虚之人略加劳力奔走，阳即上升，阴火即载血上溢矣。

案一九六

陈（乍浦，五十岁）咽食物有形不觉痛，若咽水必有阻塞，此内应肺之气分，肺象空悬，主呼出之气，气窒生热，法当清肃气分①。

连翘心　滑石块　大力子　生甘草　南花粉　枇杷叶

徐评：①辨症极细切，都是气分药。

案一九七

张（六十四岁）有年仍操持经营，烦冗营伤，心痛引脊。医用附子痛甚，知不宜刚猛迅走之药。

茯苓桂枝汤去芍。

徐评：《金匮》虽有心痛彻背，背痛彻心，用乌头、附子辛热药治法，然必细审气分虚寒，不在营血，方可直施无忌。若病在营分，燥伤阴矣。

案一九八

朱（二十二岁）夏热秋燥，伤于气分，胸痞多嗳，大便燥结，凡上燥清肺，不取沉腻滋降①。

大沙参　玉竹　苏子　桑叶　麦冬汁　蜜炒橘红

徐评：①一病到手，先分明在气在血，名手过人处因此。

案一九九

管（三十二岁）积劳气逆，肝胆热升，咯血胶痰，既有是恙，务宜戒酒勿劳。药用和肝胃之阳，阳和气顺，胸胁痛自已[①]。

桃仁 丹皮 钩藤 山楂 栀皮 金斛 茯苓 麻仁

徐评：①劳者气必上逆，劳字两火在上，即君相二火上升也，故用药下行之品居多，和肝胃之阳则气自顺下。

案二〇〇

翁（四十四岁）夏月露宿，冷湿下入阴络，少腹坚凝有形，两傍筋绊牵引，自述梦遗。然有形固结，非补助之症，当与结疝同治，乃络中病[①]。

南木香 穿山甲 金铃子 橘核 延胡 莪术 麝香

葱白汁丸。

徐评：①治法平正通达。

案二〇一

沈（四十岁）几年失血，继而久嗽，乃内损之咳，痰多治嗽无用，已失音嘶响，损象何疑[①]。

黄精 白及 米仁 茯苓

四味熬膏，早服牛乳一杯。

徐评：①纯粹以精。

案二〇二

陈（六十四岁）据述三年前因怒寒热卧床①，继而痰嗽，至今饮食如常，嗽病不愈。

思人左升太过，则右降不及，况花甲以外，下元必虚，龙相上窜，嗽焉得愈？古人谓老年久嗽，皆从肝肾主议，不当消痰清燥，议用都气丸加角沉香、紫衣胡桃肉②。

徐评：①即动少阳相火。②胃脉从头走足，胃气一走膀胱，一走大肠，皆从下行者也。肝火上升，肺气即不肃降，不论外感内伤，总由气逆为多，收摄固是正治。

案二〇三

叶（皋桥，五十一岁）过劳瘀从上下溢，胸闷格呕，先以辛润宣通血中之气①。

炒桃仁　降香末　茯苓　苏子　大麻仁　蜜炒橘红

徐评：①血上下溢，血中之气不畅达矣。治法极佳。

案二〇四

顾　向年操持劳心，心阳动上亢，挟肝胆相火，肾中龙火自至。阴脏之火，直上颠顶，贯串诸窍。由情志内动而来，不比外受六淫客邪之变火，医药如凉药清肺不效，改投引火归源以治肾。诊脉坚而搏指，温下滋补，决不相投，仿东垣王善甫法，用滋肾丸①。

徐评：①此古人调摄所以必要清心寡欲也。

案二〇五

叶（东山，五十岁）酒肉生热，因湿变痰，忧愁思虑，气郁助火，皆令老年中焦格拒阻食，姜半之辛①开，萎、连之苦降，即古人痰因气窒，降气为先。痰为热生，清火为要。但苦辛泄降，多进克伐，亦非中年以后，仅博目前之效。议不伤胃气，冬月可久用者②。

甜北梨汁（五斤）莱菔汁（五斤）

和匀熬膏。

徐评：①笔势展拓。②有形无形交伤，中气克消，固不可滋补，亦非宜。惟选甘寒养胃，略带辛凉，以宣郁火，既不伤胃，又可久服，令中焦渐和，窒塞潜通，何其巧也。

痰是身中津液所结，未结以前，津液为至宝，既结以后，浊滞为腐秽。病至津枯液涸，惟有气火上升逼烁，则干枯立至，犹幸有痰饮以滋养也。养火须以添油，辛凉滋豁，甘寒养胃，立法于无过之地，非名手不办。

案二〇六

郭（四十岁）咽中气阻至脘，物与气触则呕，病及一年，大便由渐窒塞。夫气降通行，全在乎肺，气阻必津液不流，上枯下燥，肺在上焦主气，当清气分之燥①。

枇杷叶　土蒌皮　桑叶　赤苏子　苦杏仁　黑山栀

徐评：①诸气膹郁，皆属于肺之燥。咽中气阻，独责诸肺，波澜老成。

案二〇七

王　禀质阳亢阴虚，频年客途粤土，南方地薄，阳气升泄，失血咳嗽，形寒火升盗汗，皆是阴损阳不内入交偶。医见嗽治肺，必延绵入凶①。

熟地　芡实　五味　茯神　建莲　炒山药

徐评：①火升者必形寒。盖阳气横散，手足遍体皆温。若火升颠顶，不得温煦肢末，故必形寒。

案二〇八

侯（四十二岁）痰饮留伏而发，最详《金匮玉函》。仲景必分内外，以内饮治肾，外饮治脾。更出总括一论，谓饮邪当以温药和之。忆越数年举发，春夏秋之时，此因时寒暄感触致病，今屡发反频，势甚于昔，乃男子中年以后，下元渐衰也[1]。

都气丸加坎气、胡桃肉。

徐评：[1]痰为火结，饮属阴邪。盖内寒之人真阳不能鼓动营运，水饮即为留着，且肾虚水泛最易成饮，故必以温药和之。

案二〇九

庄（长顺布行，二十九岁）开列病原，是精腐于下，系肾脏阴中之阳虚。凡肾火内藏真阳，喜温煦则生阳自充[1]。若以姜、桂、乌、附燥热，斯燥伤肾矣[2]。

鹿尾 大茴 苁蓉 菟丝 羊肾 云苓 巴戟 归身 骨脂 韭子 蛇床子

徐评：[1]肾脏阴中之阳，所以煦养真精，不便腐者。[2]温是春升之气，万物发生燥热则如夏日之刚烈，秋阳之肃杀，煎熬血液，反涸本真，所以不可轻投也。

案二一〇

杨（三十岁）三疟是邪在阴而发，自秋入冬，寒热悠悠忽忽，自述烦劳必心胸痞胀，凡劳则伤阳，议以温养营分，亦托邪一法^①。

人参 归身 桂心 茯苓 炙甘草 炒黑蜀漆 老生姜 南枣肉

徐评：①托邪藉乎温养营分，亦固正以祛邪也。

案二一一

戈（三十七岁）夺精阴损，不肯生聚，致肾中龙火，如电光闪烁，庸医以喉痛音哑咳嗽，愈用寒凉清火强降，亦如倾盆大雨而电闪更炽耳。凡肾脉上循喉咙，萦于舌下，诸络贯通，出乎耳窍，必得阴中五液上涵，龙光不得上射冲搏。况在冬月，气宜潜藏，下乏把握失藏，春半阳升必加重，夏半阴不能生危矣^①。

徐评：①虚痨至此已极情尽致，更有何法以图全耶？虽不出方，大义可知矣。

天地生生不已，气机无一息之停。人禀阴阳五行之秀，与天地生气，息息相通，脉脉相贯。全赖精气神充旺，合同而化，以生以续，相寻不已。若精气内夺，生机断矣。于气化何尤。

案二一二

钱（十二岁）痫厥昏迷日发，自言脐下少腹中痛，此稚年阴弱，偶尔异形异声，致惊气入肝，厥阴冲气，乱其神识，遂令卒倒无知①。

乌梅肉 川连 白芍 川椒 干姜 桂枝

徐评：①酸以敛魂，苦以清心宁神，辛以开结行痰，温以通阳泄浊。

案二一三

杨（三十三岁）产后十五年，不得孕育，瘕聚心痛气冲，乃冲脉受病，久则未易图速功①。

南山楂 茯苓 莪术 香附 炒小茴香 葱白

徐评：①泄浊消滞，温下通阳，用攻法。

案二一四

马（三十二岁）颠顶腹痛，溺淋便难。

龙荟丸（二钱）。

徐评：此肝火闭结，逆乘横行肆虐之症。

案二一五

陈（六十三岁）三疟是邪入阴经，缘年力向衰，少阴肾怯①。夏秋间所受暑热风湿，由募原陷于入里②。交冬气冷收肃，藏阳之乡，反为邪踞，正气内入，与邪相触，因其道路行远至三日，遇而后发。凡邪从汗解，为阳邪入腑可下。今邪留阴经，络脉之中，发渐日迟，邪留劫铄五液，令人延缠日月，消铄肌肉。盖四时气候更迁，使人身维续生真，彼草木微长，焉得搜剔[③]。留络伏邪，必须春半阳升丕振，留伏无藏匿之地[④]。今日之要，避忌暴寒，戒食腥浊，胃不受伤，不致变病[⑤]。

生牡蛎　黄柏　清阿胶　甜桂枝　北细辛　寒水石

徐评：①擒住少阴便有把握。②步步着实。③笔致风神，俱臻绝顶超妙。④除病根虽在将来，而眼前亦须善于调摄，占好地步，此之谓丝丝入筘。⑤致病之由，藏病之地，发病之机，病缠之累，历历如绘。病情与笔力俱深入显出，其治法须俟天地大气升泄，方能借势铲除，乘势待时，事半功倍。凡事皆然，宁医理独不由此。

病深用药亦深。

案二一六

王（六十四岁）平日驱驰任劳，由脊背痛引胁肋，及左肩胛屈曲至指末，久延麻木。凡背部乃阳气游行之所，久劳阳疏，风邪由经入络，肝为风脏，血伤邪乘，因气不充，交夜入阴痛加。阳气衰微，阴邪犯阳。考古东垣[①]制。

舒经汤。

徐评：①阳气本能生血，阳气兼能护血摄血，今久劳阳伤，既不能生血，又不能护血以御邪。内风既动，潜致阴邪犯阳，安得不痛？

案二一七

陈（南城下，五十岁）海风入喉，侵肺久着，散之无用，议缓逐以通上窍①。

马勃 射干 蝉衣 麻黄

为末，以葶苈子五钱，大枣十个，煎水泛丸。

徐评：①药味俱轻扬上泛，丸则不失缓逐之义。

案二一八

金（关上，四十九岁）凡痞胀治在气，燥实治在血，四者全见，攻之宜急。此症肝络少血，木火气上膈而痛，辛润柔降，得以止痛，通大便。厥是肝阳化风，燥升受热，动怒必来，不在医药中事①。

芝麻 柏子仁 天冬 生地 苏子

徐评：①燥居六气之一，火就燥，燥气上升，致木火之热上膈而痛，不可不知治法。

案二一九

姚（曹家巷，四十四岁）心腹如焚[①]，肌腠寒冷，知饥不甘纳食，大便久溏，此属劳怯[②]。医案见嗽，清肺清热，损者愈损，未必用药能除病[③]。

黄精　白及　米仁　炙草

徐评：①阳结于内。②阳结于上则中下虚寒。③病者到此地位，医者无可奈何，只得出此方矣。

案二二○

曹　疟热攻络，络血涌逆，胁痛咳嗽[①]。液被疟伤，阳升入颠为头痛，络病在表里之间，攻之不肯散，搜血分留邪伏热[②]。

生鳖甲　炒桃仁　知母　丹皮　鲜生地　寒水石

徐评：①此是疟止后见症。②疟热太峻，火炽烁津，而逼血上溢。络病在表里之间一句，指示迷途。

搜血分留邪伏热，真水清石见之用药，刀刀见血。

案二二一

葛（东山，七岁）成浆必藉热蒸湿气[①]，痘前发惊，是痘毒由血脉而出，乃常有事。牛黄大苦大寒，直入心胞。若因时气未解，古人谓用之如油入面，反令内结，数月语言不灵，热气胶痰，蒙蔽膻中清气②。

远志　石菖蒲　天竺黄　金箔　胆星　川连　银箔　麝香　冰片

蜜丸，重五分。

徐评：①此是痘后见症。②痘惊为痘毒由血脉而出之机，不得以幼科惊风论也。

案二二二

杨　夏季暑湿，必入气分，谓二邪亦是一股气。同气相感，如泄泻溲少，皆湿郁阻气。以六和汤、甘露饮有凭可证之方，已后不分气血，凉热互进，气分之邪，引之入血。此亦如五胡乱华，贤如温祖，难救神州陆沉①。

杏仁　蔻仁　大麦仁米仁　浙苓　橘红　佩兰叶

徐评：①气分之邪仍从气分宣泄，末二句必有所指，非王即薛也。

案二二三

程（六十二岁）形神衰，食物减，是积劳气伤，甘温益气，可以醒复。男子六旬，下元固虚，若胃口日疲，地味浊阴，反伤中和。

异功散。

案二二四

汪 长夏湿气，主伤脾胃中阳，湿是阴浊之气，不饥泄泻，湿滞气阻，升降不利，咳声震动而血溢。医知风寒火颇多，而明暑湿燥绝少，愈治愈穷，茫茫无效。到吴已易三方，病减及半，推原和中为要[①]。

生谷芽 茯苓 白芍 炙草 米仁 北沙参

徐评：①病是因湿致血，但宣气滞不必顾血，而血自已，此治病求其本者。

药味清和，治湿不致燥烈动血。

案二二五

钱（信心巷，四十三岁）肾精内夺，骨痿肉消，溺溲不禁如淋，大便不爽，气注精关，液枯窍阻[①]。有形既去，草木不能生精血，莫若取血气填进冲任之脉络，必多服久进，肾液默生，可保身命[②]。

河车、人乳炼膏，煎参汤送。

徐评：①施泄无度，真气下注走熟，精随气泄，精关不收不固，溺溲如淋，骨髓不充，自当骨痿肉消。②语有斤两，惯用房术之人，逼勒脏腑之气，尽注阳道，病中不痿，临危方倒。

案二二六

齐（四十八岁）四五月暴暖，雨湿泄泻，是劳烦气弱，易受时令之气。今见症脾胃不和，乃长夏热泄元气，胃津伤，口必不辨五味①。

人参　砂仁　桔梗　米仁　乌梅　白蔻仁　橘红　谷芽

徐评：①以缩脾饮加减。

案二二七

章（水关桥，四十九岁）病患说咳嗽四年，每着枕必咳，寐熟乃已，此肾虚气冲上犯。医见嗽治肺，延及跗肿，阴囊皆浮，阴水散漫，阳乏开阖，都属肺药之害①。

严氏肾气汤。

徐评：①讲到阳气开阖，才大心细。

阳气有开有阖，气即流运宣通。盖少阳为枢，少阴亦为枢。至于阳泛开阖，不但阳微，少阴亦亏损。肾既不能化气，更以肺药损真，故独宜于（济生）肾气汤也。

案二二八

沈（三十三岁）初春时候尚冷，水涸开湖，挑脚劳力，居于寒湿冷处，是脱力内伤气弱，嗽加寒热，大忌发散清肺[1]。

小建中汤。

徐评：[1]发散清肺，治嗽不误，杀许多人耶。

案二二九

俞（齐门，二十八岁）气自少腹攻至心下则痛，气渐下归而散。问惊恐为病，由肝肾之厥逆。仲景厥阴例，不以纯刚[1]。

乌梅　白及　川椒　川楝　桂枝　淡干姜

徐评：[1]法宗《金匮》酸收辛开苦降。

案二三〇

沈（三十五岁）此嗽是支脉结饮，治肺无益，近日嗔怒呕气，寒热一月，汗多不渴，舌淡白，身痛偏左，咽痒必咳[1]。

玉竹　大沙参　米仁　生草　扁豆　茯苓

徐评：[1]支脉结饮，用清润法，不用辛通，恐逼成燥烁耳。

案二三一

金（枚墩，二十四岁）瘦人易燥偏热，养胃阴，和肝阳，可以久服①。

大生地　清阿胶　淡天冬　北沙参　麻仁　白芍

　　徐评：①养胃阴即所以和肝阳，不分两段。

案二三二

尤（齐门，四十三岁）胸中属身半以上，是阳气流行之所。据说偶然阻塞，暖气可爽，医药全以萸地滋腻血药，况中年劳形，亦主伤气①。

早服桑麻丸，夜服威喜丸。

　　徐评：①病属气伤，不用辛温通补，而以松润调达，治法迥出恒流，中含妙义。

　　凡经络之气，必藉津液以流行，液充则利，津枯则气必涩滞。他人调气，总辛燥以开通，惟天翁深知气藉血行，故每用充养津液，略加宣滞以利气。

案二三三

胡（二十二岁）肾虚遗精，上年秋冬用填阴固摄而效，自交春夏遗发，吞酸不饥，痰多呕吐，显然胃逆热郁，且以清理①。

　川连　桔梗　广藿梗　薏苡仁　橘白　白蔻仁

　　徐评：①肾为胃之关，关内空虚，浊阳上逆，胃亦气逆，郁热下损及中之类。

　　向有遗病，已用填阴固摄而效。今交春夏遗发，吞酸不饥，此阳明感挟湿热，热气失宣，蒸痰呕吐，与前症是两截，阅方便见。

案二三四

曹（三十四岁）痛久必留瘀聚，屡次反复，以辛通入络。

桃仁　归须　麻仁　柏子仁　降香汁

　　徐评：凡痛必在络脉，痛久瘀聚，亦必入络。治络主以辛通，方能入其中以疏达。

案二三五

汪（三十三岁）肝血内乏，则阴虚于下，阳愈上冒，变风化燥。凡香港脚筋挛骨痛，无脂液濡养，春夏阳浮举发，最是阳不入交于阴，必上及诸清窍，目痛头岑①，坐不得寐。治宜润燥养津，引阳下降②。

鲜生地　淡天冬　清阿胶　大麻仁　柏子仁　肥知母

徐评：①阳为动物，不恋下即窜上矣。②阳不入阴，则在下既不能蒸化脂液、濡养筋骨，是以浮阳上冒，蒙及清窍，引阳下降，两得之矣。

始也，以阴虚不能恋阳，继也，以阳升不能生阴，总归于阴阳两虚耳。

养液药中佐以苦降，所以引阳下归也（此人胃气尚完，故能进此等甘寒之药）。

案二三六

孙（五十九岁）食入气冲，痰升阻塞咽干，此为反胃。病根起于久积烦劳，壮盛不觉，及气血已衰有年，人恒有此症，未见医愈，自能身心安逸①，可望久延年月②。

黑栀　半夏　橘红　茯苓　金斛　竹沥（一两）姜汁（三分）

徐评：①安其形症，以养其神，而降其火也。②烦劳之人无不伤气伤阳，根蒂不固，惹动真火上逆，有升无降，故反胃也。

此方祛 消痰饮，佐以清火。

案二三七

丁（四十八岁）平日酒肉浊物助阴，脘中凝结有形，此皆阳气流行之所。仲景陷胸泻心皆治痞结，谓外邪内陷治法，今是内伤，与阳气邪结异例。

荜茇 良姜 乌药 川乌 红豆蔻 香附 茯苓

徐评：一派辛温助阳行气，驱阴浊而破散凝结。

案二三八

邓（二十七岁）精损在下，奇经久空，阳维脉络空隙，寒热已历几月，相沿日久，渐干中焦，能食仍有痞闷便溏。阴伤已入阳位，是虚损大症。俗医无知，惟有寒热滋降而已[1]。

人参 麋茸 生菟丝子 炒黑川椒 茯苓 炒黑茴香

徐评：[1]下损不得过脾，阴损及阳，已逾中焦矣。法在不治，尚幸能耐温燥。

阳维、阴维二脉，主维系周身阴阳相续于不息之途，则营卫流行，血脉贯通，循环无已，阴阳交纽不撒。若二脉空隙，则阴阳将不相联属，寒热交作，元气散越矣。

案二三九

王（十八岁）真阴未充，冬失藏聚，春阳初动，阴火内灼，成疡溃脓，更伤血液，此咳乃浮阳上熏之气。日晡及暮，神烦不宁，治在少阴[1]。

乌胶 龟腹板心 黄柏 天冬 川石斛 生地

徐评：①血液亦真阴之辅，既不藏聚，而阴火铄精，复以溃脓，而更伤血液。下焦既乏，安得不重剂滋坚阴分。

纯阴无阳之药，为其人火燥铄金也。

案二四〇

张（三十一岁）单单腹大，按之软，吸吸有声①。问二便不爽，平日嗜饮聚湿变热，蟠聚脾胃。盖湿伤太阴，热起阳明，湿本热标②。

绵茵陈 茯苓皮 金斛 大腹皮 晚蚕砂 寒水石

徐评：①是乃湿热，不是寒凝。②湿伤太阴，热起阳明，指明令人豁然。

胀因湿热停住蟠聚，当从湿热例治。用药灵巧，不得概用温补肾气法也。

案二四一

沈（二十九岁）男子左血右气，左麻木，血虚生风，延右面颊，及阳明脉矣。以辛甘血药理血中之气①。

枸杞 菊花 刺蒺藜 桑寄生

蜜丸。

徐评：①此血热生风之症。

案二四二

李（二十八岁）酸梅泄气伤中，阳升失血，议养胃阴。

生白扁豆　肥白知母　生甘草　麦门冬　甜北沙参

徐评：酸主收敛，但过助木气，则肝强肆横，转主疏泄中气，木来侮土，胃血不宁而涌泄矣。议养胃阴，既足供木之吸取，兼以生血滋肺，而木有所制。

案二四三

徐（醋库巷）年多下元自馁，气少固纳，凡辛能入肾，辛甘润药颇效，阴中之阳气，由阳明脉上及鼻中，当以酸易辛为静药①。

紫胡桃　萸肉　五味　茯苓　锁阳　补骨脂　青盐丸

徐评：①阴中气浊，此症必是独觉鼻中有秽气难耐也，故以酸易辛收之。

既以酸咸下降收束，又以锁阳锁住阳气，盖阴中之阳，乃是下元真火，本宜潜伏，不可上炎也。

案二四四

汪　夏湿化热，清肃气分，已愈七八，湿解渐燥，乃有胜则复①，胃津未壮，食味不美，生津当以甘凉，如《金匮》麦门冬汤②。

徐评：①敏捷。②细玩如字，不必指定麦门冬汤为板方也。

湿气甫解，即虑燥胜，心源活泼，呆钝人何从下手。

案二四五

宋（五十岁）《内经》曰：中气不足，溲便为变。不饥口苦，脾阳不得旋转营运胃津，脉络久已呆钝，乃劳伤气分，暑邪虚实药中，议缩脾饮①。

人参　广皮　乌梅肉　煨姜　益智仁　茯苓

徐评：①脾挟湿热则缓大弛长，不司旋转，缩之以甘补酸收，辛开淡渗，则健运矣。

案二四六

张（四十九岁）平昔劳形伤阳，遭悲忧内损脏阴，致十二经脉逆乱，气血混淆，前后痛欲捶摩，喜其动稍得流行耳。寝食不安，用药焉能去病，悲伤郁伤，先以心营肺卫立法①。

川贝 枇杷叶 松子仁 柏子仁 苏子 麻仁

徐评：①七情动中，营卫皆为阻逆，心营肺卫兼理，清宁其神明之主也，药味更须着意。

病至经脉逆乱，气血混淆，医从何处着手？先以心营肺卫，乃理其气血之本。君主安，十二官皆宁也，示后人以下手之法。

此病是先伤阳，继伤阴，方药并不以重剂阴阳并补，先理心营肺卫，调其逆乱之经络，混淆之气血，初看似乎迂远，细想知先宁君主而后再用调补，治病有法。

卷下

案二四七

罗（六十三岁）情怀内起之热，燔燎身中脂液，嘈杂如饥，厌恶食物无味。胃是阳土，以阴为用，津液既穷，五火皆燃，非六气外客之邪，膏连苦辛寒不可用。必神静安坐，五志自宁，日饵汤药无用[1]。

人参 知母 茯神 甘草 生地 天冬 鲜莲子

徐评：[1]五志无形之火，皆本于先天元阳，静则温养脏真，为生生之气，燔灼则逼烁津液，肌肉日削。

胃是阳土，以阴为用，故胃阴须养，真名语也。

性情随气血改移，肌皮宽厚者，往往弛缓。每见躁急人瘦如骨立，津液不充，火气飞扬耳。

案二四八

潘（二十六岁）少年失血遗精，阴虚为多。夫精血有形，既去难复，即是内损阴虚，日久渐干阳位，肝肾病必延胃府。所列病原，大暑令节，乃天运地气之交替，人身气馁，失司维续，必有不适之状[1]。褚澄云：难状之疾，谓难以鸣诉病之苦况也[2]。

妙香散。

徐评：[1]精深之论。[2]至明确，惟其病延胃府，所以人身气馁，失司维续也。

节令交替，气旺者潜移不觉，中气虚衰少力，旋转枢纽，几于或息，故维续为难耳。

案二四九

顾　暑湿必伤脾胃，二邪皆阴，不必苦寒清热，调气分利水，此邪可去。中年病伤气弱，以强中醒后天^①。

　　人参　炒扁豆　木瓜　茯苓　炙草　广皮

　　徐评：①中年人气分已不旺，再因病伤，气更弱矣。强中壮气，即是驱邪。

　　暑因乎湿，挟湿已蒸化为热，必须甘凉淡渗，亦不必用苦寒。若未经化热，不致伤津劫液，但调气分利水足矣。暑湿一门，变症最多，不可不辨。此必是未经化热者。

案二五〇

胡（三十四岁）不量自己，每事争先^①，此非伤于一时。春夏天暖，地中阳升，失血咳嗽，声音渐哑，填实真阴以和阳^②。

　　熟地　萸肉　淮山药　茯苓　天冬　麦冬　龟甲心　女贞　芡实　建莲肉

　　徐评：①此人素禀必是偏于火重。②人身随天地气机升降，元气旺时不觉，气血衰而有病，便六气为主而此身无权矣。

案二五一

钱（四十七岁）瘦人暑热入营，疟来咳痰盈碗，平日饮酒之热蓄于肝胃，舌黄渴饮。议用玉女煎。

徐评：玉女煎的系肝胃之药。暑热外侵，酒热内应，内外合邪，专在营分，非石膏、生地等属难以清营中之热。

案二五二

杨（三十八岁）胃伤食减，形倦舌赤，此系脾病①。四兽饮。

徐评：①形倦舌赤，必是脾气伤而脾营耗者。

六君子加乌梅、草果等分，姜、枣煎。三因和四脏以辅脾，故名四兽饮。

案二五三

王（司前，十三岁）液被泻损，口渴舌白面黄，不是实热，血由络下，粪从肠出，乃异歧也①。

炒归身　炒白芍　煨葛根　炒南星　炒焦麦芽　炒荷叶

徐评：①指明豁然。

案二五四

钱（七岁）暑风上入，气分先受，非风寒停滞，用发散消导者，气分室痹①，头岑腹痛，治之非法，邪热入血分矣②。

连翘心 竹叶心 犀角尖 益元散 绿豆壳 南花粉

徐评：①气分何以室痹，总为燥劫津液耳。②遍阅全部《伤寒论》，止是存津液为主。自西昌喻氏《法律》一书，通首发明此旨，故先生得力处全在于此。六气病邪原先伤气分，治之非法，燥液劫津，即延入血分矣。

从来治病要诀，皮毛之邪，轻剂发散，疏之泄之，微汗即已。若热入肌肉，渐留经络脏腑，此时郁热在里，汗出津津，燥烁津液，即应存养津液以达邪。若夫脏腑真阳发露，亟予滋补，惟恐不及矣，敢燥烁乎？

案二五五

徐（二十四岁）据述暴惊动怒，内伤由肝及胃，胃脉衰，肝风动，浮肿下起。若漫延中宫，渐次凶矣。两年余久恙，先议薛新甫法。

八味丸（二两五钱，匀十服）。

案二五六

谢（蔚门，三十四岁）上下失血，头胀，口渴，溏泻。若是阴虚火升，不应舌白色黄。饥不纳食，忽又心嘈五十日，病中吸受暑气热气。察色脉，须清心养胃①。

人参 竹叶心 麦冬 木瓜 生扁豆 川石斛

徐评：①辨症细切，用药清灵，工夫到此，踌躇满志矣。

案二五七

张（三十九岁）中年色萎黄，脉弦空，知饥不欲食，不知味①。据说春季外感咳嗽，延秋气怯神弱，乃病伤成劳。大忌消痰理嗽②。

麦门冬汤。

徐评：①胃阴枯矣。②此一句保全无数生灵，人知消痰理嗽为要务，此以消痰理嗽为大忌，医理精超极矣。

案二五八

杨（关上，四十五岁）疟痢乃长夏湿热二气之邪，医不分气血，反伤胃中之阳，呃逆六七昼夜不已，味变焦苦，议和肝胃①。

人参 炒黑川椒 茯苓 乌梅肉 生淡干姜 生白芍

徐评：①大凡疟痢并作，只要宣发疟邪，松透肌表，俾
得津津汗泄，则湿热外出而痢自止。

案二五九

顾（四十六岁）据云负重闪气，继而与人争哄，劳力气泄为
虚，呕气怫意为实，声出于上，金空乃鸣。凡房劳动精，亦令阴
火上灼，议左归法①。

徐评：①孰虚孰实，了了分明。

案二六〇

周（十三岁）凡交夏肉瘦形倦，气短欲寐，俗谓注夏病，是
后天脾胃不旺，时令热则气泄也①。

人参 茯苓 藿香 南楂 白术 神曲 川连 麦冬 砂仁 广皮 桔梗 米仁
是丸方。

徐评：①以资生丸为蓝本，是谓平调和畅。

案二六一

高（五十一岁）足心涌泉穴内，合少阴肾脏，中年以后，下
元精血先虚，虚风内起，先麻木而骨软筋纵，乃痿之象。必以血

肉温养①。

生精羊肉　肉苁蓉　青盐　牛膝　归身　大茴　制首乌　茯苓

徐评：①内景如烛照，虚风内起，不遗一隅，精细绝伦。

案二六二

盛（木渎，五十四岁）暑必兼湿，湿郁生热，头胀目黄，舌腐不饥，能食。暑湿热皆是一股邪气，迷漫充塞三焦，状如云雾，当以芳香逐秽，其次莫如利小便①。

杏仁　厚朴　蔻仁　滑石　苓皮　橘白　绵茵陈　寒水石　佩兰叶

徐评：①圣于此矣。

案二六三

张（四十一岁）此膏淋也。是精腐离位壅隧，精溺异路，出于同门，日久精血化瘀，新者亦留腐败。考古法用虎杖散①。

徐评：①虎杖，草名，生田野中，即土牛膝也，俗名臭花娘。

案二六四

尹（三十六岁）此痿症也。诊脉小濡无力，属阳气不足，湿着筋骨。凡筋弛为热，筋纵为寒。大便久溏，为湿生五泄之征。汗易出是卫外之阳不固，久恙不可峻攻。仿东垣肥人之病，虑虚其阳，固护卫阳，仍有攻邪，仍有宣通之用。世俗每指左瘫右痪，谓男子左属血，右属气者，非此[1]。

生于术　川乌头　蜜炙黄芪　防风　生桂枝　熟附子

徐评：[1]肥人气走于表，中外之阳不固，最易汗泄。阳虚固其阳，以宣通攻邪，而宣通攻邪即在固阳药中，是为并行一贯，非两事也。

案二六五

李（二十八岁）暑湿气痹，咳逆微呕，有发疟之象。

杏仁　白蔻仁　厚朴　丝瓜叶　连翘　象贝　射干

案二六六

郁（荨门横街）易饥能食，阳亢为消，此溲溺忽然如淋，乃阴不足也[1]。

天冬　麦冬　生地　熟地　知母　黄柏　人中白

阿胶为丸。

徐评：[1]溺道有病，即用溺道所出之物治之。

案二六七

金（麒麟巷，五十九岁）平日操持，或情怀怫郁内伤，病皆脏真偏以致病。庸医但以热攻，苦辛杂沓，津枯胃惫，清气不司转旋，知饥不安谷①。

大半夏汤。

徐评：①驳劣庞杂之药不能去病，能造病，以致津枯胃惫，清窒塞转成痼疾矣。

常见有力之家，或父母年高，或己身微恙，往往十分珍重，药饵不绝于口。始以药之偏气，治身中气血之偏。不知久服药石，伤冲和清粹之气，尽为草木香移易。即参、苓日进，久之脏腑相安。倘遇缓急服之，亦呼应不灵。病气深而归于无益，此惟阅历深且久者，方知有此弊耳。

案二六八

钱（四十七岁）前方去犀角、连翘，加川贝、黑栀皮。

案二六九

陈（二十六岁）此劳病自肾损延及胃腑，脉垂色夺，肌消，日加枯槁，阴损及阳，草木不能生出精血，服之不效为此。

一气丹。

案二七〇

偶（关上，五十九岁）瘦人液枯，烦劳动阳，气逆冲气，渐如噎膈。衰老之象，安间可久①。

枇杷叶　杜苏子　柏子仁　火麻仁　炒桃仁

徐评：①液枯之人即劳动伤阳，亦须清养津液，是盏中添油法。

案二七一

张（五十五岁）窍乏之人，身心劳动，赖以养家。此久嗽失血声嘶，是心营肺卫之损伤，不与富户酒色精夺同推。

黄精　白及　米仁　茯苓

案二七二

戴（十六岁）男子情窦动萌，龙雷内灼，阴不得充，遂有失血咳逆内热，皆阴虚而来。自能潜心笃志，养之可愈，数发必凶①。

六味去丹皮、泽泻，加龟板、莲肉、芡实、人乳粉、金樱膏。

徐评：①龙雷之火内灼，势必暗烁精气，必思所以畅泄，安得不阴虚乎？

案二七三

王（三十一岁）劳力气血逆乱，内聚瘀血，壅阻气分，痛而呕紫滞形色，久病只宜缓逐，不可急攻。

桃仁　茺蔚子　延胡　归尾　南楂　漏芦　青葱

案二七四

杨（花步）背寒属卫阳微，汗泄热缓。

人参建中汤去姜。

案二七五

严（仓前，三十三岁）长夏湿邪，治不按法，变疟，不尽泄其邪，痛泻不爽，不能受食，勉强与食即呕吐①。是脾胃营运之阳，久为苦寒消克所致②。

苏合丸。

徐评：①种种病形中有秽滞耳。②湿邪必带秽浊，芳香逐秽，即是按法治病。

案二七六

汪　到吴诸恙向愈，金从两和脾胃。近日家中病患纠缠，以有
怫郁，肝胆木火因之沸起。气从左胁上撞，即丹溪上升之气，自
肝而出，木必犯土，胃气为减①。

人参　茯苓　炙草　生谷芽　木瓜　川斛

徐评：①病虽向愈，元气未固，肝胆木火最易沸起，况
气从左升，病机显然。

案二七七

席（东山，二十岁）问病已逾年，食饱腹膨，微痛便溏，久
嗽痰多，凡越几日，必燔燔身热，此劳伤由脾胃失运，郁而来
热，痰多，食不相和，则非地黄滋滞者①。

米仁　南枣　生麦芽　桔梗　胡连　茯苓　白芍　广皮

徐评：①脾胃失运，郁火生热，蒸动周身，此必有积滞
留中，气机不畅达者。

案二七八

张（三十岁）此肾虚不纳，冲气上干，喘嗽失音，夜坐不卧，医每治肺，日疲致凶。早服薛氏八味丸三钱。

徐评：两肾中间一点，明是谓命门先天之精，元气之始，人托之以生命者。凡人呼出之气，肺主之，吸入之气，直下达肾中，必肾气足，而吸引之机权自旺。

案二七九

杨（二十二岁）心事闷萦，胸膈痞痹，多嗳吐涎，述脐左及小腹有形而坚，按之微痛，大便亦不爽适，此属小肠部位，腑病宜通①。

枳实 桔梗 莪术 青皮 槟榔 芦荟

葱汁泛丸。

徐评：①心与小肠为表里，未有心事闷萦而不病及腑阳者。轻则小便赤，重则坚成有形。明眼人见透。

此等病，妇女更多，不得误认为痰病也。

盖妇女最多心事闷萦耳，须留意也。

案二八〇

沈（丁家巷，六十五岁）痔血与肠风不同，心中嘈辣，营分有热，非温蒸补药矣^①。

生地 白芍 柿饼炭 槐花 银花 地榆

徐评：①阅此则凡心中疼热烦闷，虽因木火上冲，必是营分有热也。

的是营分有热，方药中下虚而下血，须用温蒸补药。

案二八一

程（四十二岁）夏四月阳升病发，深秋暨冬自愈。夫厥阴肝为阴之尽，阳之始，吐蛔而起，必从肝入胃。仲景辛酸两和，寒苦直降，辛热宣通，所赅甚广。白术、甘草守中为忌^①。

川椒 川连 桂枝 附子 乌梅 干姜 白芍 细辛 人参 川楝子 黄柏

徐评：①乌梅法何等深奥，此则十二字广深该博，直截了当，读书另具慧眼。

案二八二

韩（五十四岁）时令之湿外袭，水谷之湿内蕴，游行躯壳，少阳、阳明脉中久湿，湿中生热。《内经》淡渗佐苦温，新受之^①

邪易驱，已经两月余，病成变热矣②。

南花粉　飞滑石　石膏　桂枝③　薏苡仁　羚羊角

徐评：①有分晓。②若非用桂枝一味，温通经络，势必
凉药具湿热拒格而不相入矣。名手过人处在此。③仙乎。

案二八三

周（钮家巷，六十七岁）老年精血内枯，开阖失司，癃闭分
利①，仍是泻法。成形者，散漫之气也②。

鹿茸（二两）麝香（二钱）归身（一两）

用生姜一两，羊肉四两，煎汤泛丸。

徐评：①该括无数病机。②精深之论，散漫之气，浊阴
之气也。

案二八四

汪（五十七岁）胸痹是上焦清阳不为舒展，仲景以轻剂通阳。
桂枝栝蒌薤白汤。

案二八五

王（木渎，三十九岁）瘀血壅滞，腹大蛊鼓，有形无形之分，

温通为正法，非肾气汤丸治阴水泛滥^①。

桃仁　肉桂　制大黄　椒目　陈香橼（二两）

煎汤泛丸。

徐评：①肾气汤丸治阴水之法，非治阳水也。

案二八六

黄（江西，六十三岁）病是劳倦内伤，客^①途舟中，往来复受时令暑湿，病已过月，不饥不大便，脉微小属阴，暑湿皆属阴浊，气分为浊阴蔽塞，仲景谓阴结湿结，肠胃无阳气营运，强通大便，浊反逆致。此入夜阴用事而痛甚矣^②。

淡干姜　生炒黑附子　炙黑甘草　生大白芍

徐评：①已是伤阳本质。②精理名言，如印沙划泥，谁具嗣音乎？脉法精深，人皆忽略矣。

处方清切，通阳更以甲己法和阴止腹痛。

案二八七

唐（二十三岁）脉动，泻后利纯血，后重肛坠，乃阴虚络伤，下元不为收摄，必绝欲经年，肾精默充可愈。

人参　熟地炭　炙甘草　五味子　禹余粮

案二八八

郁（三十八岁）秋暑暴热，烁津损液，消渴再灼，阴不承载于上，金水同乃子母生方。

人参　鲜生地　麦冬　柏子仁　知母　青甘蔗汁

　　徐评：处方如鲜花，抑何清灵也。

案二八九

杨（三十三岁）阳气为烦劳久伤，腹痛，漉漉水声，重按痛缓，非水积聚。盖阳乏少运，必阴浊凝滞，理阳为宜，大忌逐水攻滞。

生白术　熟附子　泽泻　左牡蛎

水泛丸。

案二九〇

李（寿星桥，五十七岁）寒湿伤阳，痞满妨食，脉沉色黄，是脾胃病。议辛温通中焦之阳。

生益智　荜茇　檀香末　姜汁　茯苓　炒焦半夏

案二九一

江（宝林寺前，二十五岁）瘅疟邪在肺，口渴，骨节烦疼，用桂枝白虎汤。

案二九二

黄（嘉兴，三十九岁）向年戊亥时发厥，是以肝肾阴虚，阴火内风蒙神①。治逾五载，迄今左目流泪，至暮少明，胃脘中隙痛。经谓肝脉贯膈入胃，肝窍在目，此皆精血内亏不足之象。若云平肝是疏克，攻治乃相反矣。

天冬　熟地　杞子　元参　浙菊花　谷精珠

　　徐评：①阴火内风蒙神，千锤百炼而出一语，胜人千百味之无极。

案二九三

邹（十岁）稚年，泻血便溏有三四载，面黄形瘦，五疳之症，起于五味杂沓，肠胃生热。若不慎口食，久疳延劳不治。

川连　胡连　茯苓　白芍　枳实皮　焦术　南楂　臭芜荑　使君子

乌梅肉丸。

案二九四

秦（二十二岁）据述久逗客邸，情志不适，致脘中两胁按之而痛，大便久不爽利，脉形弦坚，面色不华，纳食已少，虚中有滞，以宣通腑络①。

熟桃仁　海石　土栝蒌　熟半夏　橘红　枳实皮

徐评：①情志不适，肝木必乘胃土，食少不化，是以虚中有滞。

案二九五

秦（三十九岁）劳心力办事，气怯神耗致病，医咳嗽失血，多以清凉为药，视其形色脉象，凡劳伤治嗽药，不惟无效，必胃口日疲。

小建中汤。

案二九六

贺（四十八岁）肾水脂液，变化痰饮，每遇寒冷，劳动身心，喘嗽吐涎即至，相沿既久，肾愈怯，里气散漫不收，此皆下元无根也①。

人参　茯苓　于术　白芍　熟附子　五味子

徐评：①此之肾虚乃肾阳衰而真气无根也。

《金匮》附子汤加五味子以收里气，使下元归根，盖肾为纳气总司也。

案二九七

郑（三十四岁）雨淋卫阳受伤，热水洗澡，迫其冷湿深入，水谷之气与冷热互蒸，肌肉发黄。陈无择曰：谷瘅能食不饥，舌有黄胎，一年之久，寒湿已酿湿热。凡湿伤必太阴脾，热必在阳明胃，不分经络乱治，乃不读书医工①。

人参 川黄连 生谷芽 熟半夏 枳实 嫩柴胡 淡黄芩 陈皮白姜汁泛丸。

徐评：①言言指点分明，后学最当着意。

案二九八

陈（葑门，六十七岁）老年仍有经营办事之劳，当暑天发泄之候，已经久嗽而后呛血，是阳升上冒，阴不承载之病。病中再患疡溃脓泄，阴液走漏，天柱骨倒，尫羸仅存皮骨，两交令节，生气不来，草木焉得挽回？固阴敛液，希图延挨日月而已①。

每日饮人乳一杯。

徐评：①是阴虚阳不恋阴之病，层次迤逦，而下述病情最细腻恬雅。

案二九九

戈（六十岁）便泻几年①，粪内带血，肌肉大瘦②，色黄无力，延及夏秋，食物大减，是积劳阳伤，受得温补，可望再苏。

附子理中汤。

徐评：①中下之阳已困。②阳伤。

案三〇〇

吴（三十五岁）遭逢数奇，情志郁勃，劳伤客感兼有，病实体虚，照顾勿犯二气，是攻邪宜轻。

连翘　飞滑石　花粉　白蔻仁　桔梗　杏仁　橘红　枳壳

案三〇一

张（肛上，三十三岁）烈日追呼，气伤热迫，保胃阴以养肺，益肾阴以固本。

生白扁豆　白玉竹　北沙参　甘草　麦冬肉　桑叶

徐评：保胃阴，即所以益肾阴也，看用药可知。

案三〇二

陈（二十岁）少壮春夏失血，次年至期再发，在里阴损不复，数发必凶，用药勿犯胃纳。

六味加麦冬、五味子、秋石。

案三〇三

张（桐桥，五十二岁）久痢三年。

理阴煎。

案三〇四

沈（塘楼，四十五岁）舌乃心苗，肾脉系焉。舌下肿硬，伸缩不得自然，乃心阳自亢，肾阴暗耗。内关脏液虚损，清热消肿无用，常服大补阴丸①。

徐评：①灯火旺，盏油易涸，心火亢，肾水易耗。盖心火之下阴精承之也。

案三〇五

陈（关上，十九岁）瓜水辛寒伤阳，渴泻腹鸣。

公丁香柄 诃子皮 官桂 生广木香 茯苓 炮黑姜 茅术 新会皮 厚朴

徐评：温中兜涩，燥湿通阳，诸法毕具。

案三〇六

叶（二十七岁）此肾损久泻亡阴，当暑热气自上吸入，气伤热炽，音哑痰多，水涸金痿，非小恙也。绝欲固下，勿扰烦以宁心，精气再苏，望其痊可[①]。

熟地炭 生扁豆 人参 茯神 川石斛 女贞子

徐评：①盖金从水养，母隐子胎，水涸而金必痿也。凡痨病肾精内夺，每声哑而死，亦此议也。

案三〇七

汪 不以失血，独取时令湿邪，得以病减。凡六气有胜必复，湿去必致燥来，新秋暴暑烁津，且养胃阴，白露后可立丸方[①]。

麦冬汤。

徐评：①识胆俱超。

案三〇八

孙（横山头，二十岁）男子及长，欲萌未遂，肾中龙火暗动，精血由此暗伤，阴虚自内脏而来，凉肝嗽药，必致败坏。盖胃口一疲，精血枯槁矣[1]。

人参 熟地 茯神 五味 天冬 麦冬

徐评：[1]三才合生脉加茯神。

案三〇九

孙（五十八岁）爱饮火酒，酒毒湿热自肠胃经络蒸搏肌腠，疮痍遍及肢体，经年久蕴不解。法当用局方凉膈散，攻其无形之热[1]。

徐评：[1]攻热分有形无形，细密极矣。

案三一〇

胡（十四岁）性情执拗，郁勃气逆，粒米入脘即痛。父训即若痴呆。由胆肝木横来劫胃土。上年入冬自愈，秋金肃降，木火不主威，非狗肉温浊之功能，乃适逢其时耳。

夏枯草 生香附 川贝 土栝蒌 黑栀皮 化州橘红

徐评：开结化痰，利气清火，色色周到。

案三一一

顾（五十岁）五六月间，天热潮雨，湿气着人，渐次浮肿，能食不化，腰胀，脾真已伤，湿结阳气，大便秘塞，脾病传肾为逆，阴囊肿大矣。

甘露饮去石膏。

案三一二

李（四十三岁）令寒暑疟初减，而脘腹痞闷，是宿病。宜清虚旬日。

厚朴 草果 半夏 生姜 广皮 茯苓皮

送保和丸二钱五分。

案三一三

殷（十九岁）先天禀薄，及长真阴不充，完姻精气下泄，春深入夏，阳气陡升，阴弱少恋，血痰上溢，着枕嗽甚，乃阴中龙相，有如电光闪烁，倾盆大雨，其光芒仍炽，是身中阴枯阳亢，日进凉药无用。明明肝肾为病，医投肺药，希图缓嗽，嗽必不效，胃口必减食，形瘦。

莫如绝欲，静处林墅，养精血，增谷食，既损难道，静养渐复①。

水煮熟地 茯神 山药 女贞 萸肉 芡实 湖莲 川斛

徐评：①从来劳损已成，脏真已失，惟有相火煎熬津液成黏痰，即投大剂补药，已为阴火拒格，不入经络化液以复精血，停滞脾胃，寒中泄泻而已。真火燎原，无法可治。

案三一四

韩（十七岁）病患说两年前初春，高处跳跃至地，入夜即有寒热，继而少腹形高①，两足屈曲。医谓腹痛肠痛，从无脓血便出，自病至今，筋纵着骨而胀，即起寒热，瘀留深入厥阴，在躯壳间，久则成疡②。

穿山甲　自然铜　川乌头　全蝎（半两钱）地鳖虫　生青鳖甲　粉丹皮　麝香

黑豆皮煎汤泛丸。

徐评：①瘀留脉络。②跳跃跌蹼损伤，必有寒热，以动跃伤筋骨统引于厥阴肝，而肝为相火，所寄是动，则火必发而为热也。

案三一五

朱（五十二岁）此操持太过，肝血胆汁内耗，致阳气上冒入颠，外泄汗淋，阳不入阴，阳跻穴空，不寐，茎痿不举，非寒，皆肝液无有，有暴仆暴厥之危①。

小麦　萸肉　南枣　白芍　炙草　白石英

徐评：①即是阳气烦劳则张，精绝使人煎厥之病。形容得出妙笔。

案三一六

浦（二十二岁）阴虚受暑，如饮腹满。

小温中丸（二钱五分）。

案三一七

朱（二十八岁）归脾汤以治嗽治血，谓操持劳心，先损乎上。秦越人云：上损过脾不治。不曰补脾曰归，以四脏皆归中宫，斯上下皆得宁静，无如劳以性成，心阳下坠为疡，疡以挂线①。脂液全耗，而形寒怯风，不但肾液损伤，阴中之阳已被剥斫，劳怯多由精气之夺。

鲜河车胶　人参　炒枸杞　云茯苓　紫衣胡桃肉　沙苑

徐评：①俗云偷粪老鼠，总因肾精亏竭，心阳下坠为疡，总不脱少阴一经。

案三一八

金（十六岁）着枕气冲，显是阴中之热，验寸搏，舌白，浊饮，拟议暑热上吸心营，肺卫客气未平，先用玉女煎。

徐评：下焦不纳气冲，不论行止坐卧，总易上升。此必着枕气冲，是有客气未平，不与下虚同例，须知而细分之（必着枕，气始冲，坐立时尚未冲也）。

案三一九

陆（西津桥，二十二岁）节令嗽血复发，明是虚损，数发必重，全在知命调养。近日胸脘不爽，身痛气弱，腻滞阴药姑缓，议养胃阴①。

生扁豆　北沙参　生甘草　米拌炒麦冬　白糯米

徐评：①养胃阴所以降逆气也，以复从头走足之常。

案三二〇

范（三十七岁）穷乏之客，身心劳瘁，少壮失血，尚能支持，中年未老先衰，久嗽失音，非是肺热，乃脏阴内损，不能充复。得纳谷安逸，可望延久①。

早服六味加阿胶、秋石，晚用黄精米仁膏。

徐评：①就人情中体贴出来。

案三二一

张（四十三岁）思虑悲忧，由心肺二脏，不宜攻劫峻利。盖手经例以轻药，谓二脏处位最高。问饮酒过量，次日必然便溏。盖湿聚变痰，必伤阳阻气，痰饮由阳微气弱而来，悲忧又系内起情怀之恙。务以解郁理气，气顺即治痰矣①。

枇杷叶 薏苡仁 白蔻仁 茯苓 杜苏子 新会橘红 鲜石菖蒲根汁 降香汁

徐评：①解郁理气不用辛燥，转多辛润之品，以郁气之人必有郁火，阳气虽薄，不可辛燥，以助火耳。心极细矣。

案三二二

屈（二十二岁）长夏患痧胀，两三月渐渐腹大，入夜腹痛。凡痧是臭污秽气，留聚入络，变出肿胀。议以秽药宣通①。

阿魏丸。

徐评：①以臭治臭，精妙绝伦。

此必有有形留着，不第无形秽浊已也。

案三二三

迟（四十八岁）背寒为饮，凡遇冷或劳烦，喘嗽气逆，聚于胸臆，越日气降痰厚，其病自缓。

年分已多，况云中年不能安逸。议病发用《金匮》法可效，治嗽肺药不效。

桂苓甘味汤。

案三二四

朱（三十岁）此内损也，损者益之。按脉虚芤，精夺于下，当补益肝肾精血。

案三二五

李（二十七岁）两年久病，决非风寒暑湿。据云腹鸣不和，左胁下坚硬，直至少腹，睾丸偏大。子和七疝，主肝为多。男子纵欲，伤及冲任亦多。是病辛香流气，壮年可用①。

小茴香 真橘核 茯苓 泽泻 川楝子 青木香 黑栀仁 青皮子

水泛为丸。

徐评：①精血阳气所以防御下焦阴寒，既因纵欲伤及奇脉，先用辛香流通气分。

案三二六

李（四十岁）臭秽不正之气，入自口鼻，着于募原，不饥呕逆，中焦病也。宣通浊痹为正，发散清寒为忌[1]。

草果 槟榔 藿梗 厚朴 杏仁 白蔻 半夏 姜汁

徐评：[1]达原饮。

臭秽虽属无形浊气，但黏着募原，必与浊滞有形凝结，不饥呕逆，恶寒发热，浊邪并结坚聚，非达原饮不除。

案三二七

顾（二十岁）内损是脏阴中来，缘少年欲念萌动未遂，龙雷闪烁，其精离位，精血虽有形象，损去药不能复，必胃旺安纳，古称精生于谷，迨病日久，阴损枯涸，渐干阳位。胃口淹淹不振，中乏砥柱，如妖庙焚燎莫制，阳主消铄，遂肌瘦喉刺。《褚氏遗书》论损怯，首云男子神志先散，为难治之症，此下损及中至上之义。问大便三日一行而枯涩，五液干枯，皆本乎肾。肾恶燥，味咸为补，佐苦坚阴，医以不按经义杂治，谈何容易[1]。

人参 阿胶 鲜生地 茯神 龟板 柏子仁

徐评：[1]肾脏精神根据之如鱼得水，谓精足则神旺也。

肾精既乏，不能上供神明，则神志因精衰而先散矣。盖下损及上，浊火乱其神明，此由下损及中至上奥也义也。

药取清阴之品，不取浊腻滋填，早为胃中纳谷以生精作地步，应加黄柏少许。

案三二八

俞（申衙前，五十岁）男子中年，下元先亏①。肾脏阴中之阳，不司涵煦，阴不承载于上，遂渴饮溲频溺，有硝卤之形。《内经》有遗热遗寒之分，上中之消主气热，下消以摄肾，蒸阳以运津液②。

八味汤。

徐评：①人到中年，生气日浅，肾肝精血因真阳衰而不生，不必戕贼生阳，有去无来，故下元先亏也。②既指明下消之所以然，复分明三焦之治法，方成名案。

堂堂正治，波澜老成。

案三二九

李（四十三岁）疟寒必呕，胃滞痰浊未已，舌上微白，不嗜饮，开结理气如是。

草果　厚朴　荜茇　橘白　杏仁　熟半夏　姜汁

案三三〇

张（五十三岁）三疟久延两三年，面肌黄萎，唇口枯白，食入脘腹膜胀，足痿如堕，至晚浮肿。其所伤者脾阳肾阳，然脾以营运则健，肾宜收纳为命根，非一方兼用，按古法。

早服肾气丸，晚服理中汤①。

徐评：①早晚分头而治，切实了当。

案三三一

周（六十岁）气血已衰，噎膈反胃，每每中年以后。盖操家劳瘁，必伤心脾之营，营液日枯，清气日结，而食管渐渐窄隘，郁久痰涎内聚，食入涎沫迎涌，而致反胃。此乃气分之结①，萸、地、枸杞滋养肝肾，胃先觉其腻滞，焉得肝肾有益。

大半夏汤。

徐评：①提清气分之结，便有主脑。

人参补气生精，半夏消痰开结，白蜜润燥滋液，最为切当。

案三三二

吴（三十五岁）据述咽中气冲，即起咳嗽，经年调治，渐致食减力乏。此皆不分外因，徒受治痰治嗽之累。凡久恙当问寝食，参视形色脉象，越人谓下损及胃是已①。

建中法。

徐评：①气冲即咳，内损显然，尚徒治痰治嗽，何怪先生鄙夷。

案三三三

吴（通关坊，四十四岁）劳伤治不以法，反受药伤，络血涸而为痛，食入痛来，病在胃络，以甘缓肝，急以救胃。

桂圆肉　炒桃仁

案三三四

孙（北濠，二十六岁）食后左胁气逆痛，是肝胆气热①。

丹皮　钩藤　生地　川石斛　柏子仁　茯苓

徐评：①老笔。

案三三五

李（五十六岁）少腹满胀，必在夜卧而甚，晨起肠泄浊气，白昼仍可办事。延及几年，气冲胃脘高突而冷，舌根亦胀痛，自胸及于舌。医用吴萸、川楝，苦辛温佐苦寒降泄不安，则知有年。下元已虚，气散漫不为下归摄矣[1]。

八味丸（三钱）。

徐评：[1]此即西昌老人所谓地气加于天之症也。治法清切，尚嫌迟钝，应先用炒枯肾气汤几服。

案三三六

金（三十五岁）便泻下血多年，延及跗肿腹膨，食少色夺，无治痰嗽凉药之理[1]。

九蒸熟白术 淡熟附子

徐评：[1]脾肾兼温补。

案三三七

王（七十七岁）高年气衰，不耐暑伏久热，迫津液被伤，阳不内归[1]，寐少不静。例用竹叶地黄汤，养液除热，莫与气燥味劣，反致戕胃[2]。

徐评：[1]阳不内归四字极精。[2]阴阳每相依恋，老年少寐，津血少而阳不内归也。

案三三八

尹（织造府前，五十八岁）望六，营运之阳已微弱，饮酒及食物，气滞而湿聚①，脉络不行，不饥，气攻触痛，舌上白腻，以辛温开气痹，分湿理痰。

半夏　茯苓　荜茇　生姜　生益智　新会皮

徐评：①拿定气字发挥。

案三三九

丁（五十一岁）面色亮，脉弦，此属痰饮。饮伏下焦肾络，中年冷暖不和，烦劳伤气，着枕必气逆，饮泛喘促，脘闷咽阻，治之可效，而不除根。

越婢法。

徐评：麻黄、石膏，恐不可以治此，症或有误。

案三四〇

杨（五十二岁）气从左升，自肝而出，酸水涌上，食入呕出，胃中乏阳运行，木来克土。当此年岁，反胃妨食，乃大症也①。

人参　茯苓　吴萸　干姜　胡芦巴　炒黑川椒

徐评：①既系木来克土，吴萸虽能泄肝，而干姜、胡芦巴、川椒俱是辛温，恐益助肝之震烈，尚须斟酌。

此方尚应安顿肝木药参入二三味。

案三四一

沈（五十三岁）吞酸嘈杂，不化食味①。

藿香 橘白 川连 金石斛 茯苓 黑栀皮

徐评：①宣泄气火。

案三四二

胡（用直，四十六岁）望色瘦少膏泽，按脉弦促而芤，问纳谷不旺，病几数年，每春夏阳升气泄，偶加烦冗，或情志不适，血必溢出上窍，已交中年，非少壮阴火相同①。夫心主血，脾统血，肝藏血，脏阴内虚，阳动乃溢，常服归脾汤减芪、术、木香加芍，和肝脾之阳，久进有益。宜静摄不宜烦劳，乃王道养正，善药不计骤功者。

徐评：①清真切当。

案三四三

徐（富郎中巷，四十三岁）向来纳谷不旺，自失血咳嗽以来，仅能静坐，若身动必加气喘，问仍在操持应接，脉来虚濡，此皆内损脏真。若见血投凉，因嗽理肺，即是谬药。

人参 茯苓 黄精 炙草 枸杞子 白及 枣仁 桂圆肉

案三四四

黄（六十九岁）凡食腥油浊物，胃脘必痛，老人运行之阳已衰[①]，油味皆阴凝内痛，必以取气阳药。沉香、白蔻破泄真气，误用则刺其凶。

人参 小熟附子 生姜 白蜜 桂枝 茯苓

徐评：①脾阳已衰，阳不胜阴，不主为胃行其津液。

案三四五

陈（十八岁）暑伤热入于阴，瘅疟。

生淡鳖甲 肥白知母 粉牡丹皮 川贝母 大原生地 地骨皮 麦门冬肉 生粉甘草

案三四六

张（二十五岁）血色浓厚，是肝肾阴虚。凡劳心情欲，必要禁忌，医药以寒凉滋清，久则胃伤减食变凶。

熟地 芡实 山药（炒）湖莲肉 川石斛 茯苓

徐评：方中皆补而不滞之品。

案三四七

邵（三十三岁）五液变痰涎，皆肾液之化，阴不承载，咳痹痛甚，乃劳怯之未传，能勉强纳谷，可望久延。

阿胶 鸡子黄 黑豆皮 川石斛 戎盐

徐评：药用咸降。

案三四八

叶（十七岁）冲气自下而起，丹溪谓上升从肝而出，木侮胃，食少呛逆，不得着枕卧眠。

夏热时风迎胸痛，艾灸稍安，久羔阳微，须用甘温。前法皆以疏通不效，本虚无疑，《金匮》见肝之病，必先理脾胃，防患于克制耳①。

人参建中汤。

徐评：①惟中上之阳气不充，是以下焦冲气得以自肝而出，人参建中充实中上之阳，下焦浊气何能上升，此君明臣良，下民安靖矣。

案三四九

诸（新开河桥，十六岁）形瘦色黄，交阴身热，冲年夏热，真阴不生，秋燥加嗽，最有损怯之累。

竹叶地黄汤。

案三五〇

李（三十六岁）浊秽中结，渴饮则呕。

苏合香丸。

徐评：今人触冒秽气，动辄刮痧，苏合香丸远胜他药，但屡开则盛耳。

案三五一

程（四十七岁）肌色淡白，脉右弦左缓弱，大便久溏，嗳噫哕声不已。日前谓吐蛔起见，以酸苦和胃理肝，病人述用药不饥，脘闷，乃中宫阳微，味多酸浊。酸苦属阴，不中病矣。议运行中焦之阳气，辛可以胜酸①。

人参 茯苓 益智仁 生姜 胡芦巴 厚朴

徐评：①用药不知转换变通，必先伤脾胃之阳，此事须极灵活人方能入道。

案三五二

李（茜泾，二十一岁）务农劳力，周身脉络皆动，暑天负重，两次失血，况已先有泻血，血聚在络，络系脏腑外郭。盖静养血宁，必一年可以坚固①。

熟地 归身 杞子 沙苑 茯苓 山药 杜仲 巴戟 川斛

徐评：①血聚络而不用宣通药者，以上下皆溢，不可再用行血药，补则自达。

案三五三

徐（十八岁）有梦乃遗，是心动神弛精散，用交心肾法。

水煮熟地 萸肉 远志肉 生龙骨 茯神 石菖蒲 芡实 湘莲子肉

徐评：用药渊微。

案三五四

顾（二十三岁）三日疟是入阴经而发，延及数月乃罢。其疟热在里，劫损肝血肾精，长夏一阴不复，遂加寒热汗出。此病伤成痨，淹淹肉消形软，必绝欲，生出精血，有充复之理，草木无情无用①。

人参 河车胶 茯神 萸肉 五味 芡实 山药 建莲

徐评：①疟邪不可强截，截则寒热虽罢，而伏邪留着，逼烁精血，自有不适苦况，久之邪既不得外达，精血日就销亡，日深一日，势必延成痨损也。

有陈岐山亦因此丧身，确切之论。

案三五五

曹（二十一岁）声出于肺，全赖元海之气旺，俾阳中之阴，承载于上，而声音自扬。据吃柿饼遂呕，考其性甘寒而清肺热，久嗽气散不受，参、芪甘温，亦有见效者。若五旬男子，下元日亏，金水同出一源，形色黄萎少泽，全是下虚上实。所幸纳谷，不致骤凶，经年累月，焉有速功？

阿胶　天冬　黑豆皮　鸡子黄　大生地

二十剂后，服六味加五味、川斛。

案三五六

汪（五十岁）脏真系于目珠，不独肝窍，中年五液不充，阳挟内风，侵及清窍，光明为阳蒙蔽，非六气致伤。法当酸收甘缓补法，但六味汤究属是三阴三阳平剂，不切①。

炒焦枸杞　菊花炭　萸肉　五味　人参　炙草

徐评：①实者当升清降浊，虚者应酸收甘补。治羞明昏蒙之大法也。

盖明目病，虽系内伤，其故亦非一端可尽。有初感时邪，风火搅扰而羞明者，有阳挟内风，光明为浊阳侵扰而羞明者，有下焦浊阴上泛，不敢与阳光敌而羞明者。

案三五七

孙（北濠，二十六岁）气郁滞则血不行，当理血中之气。

南楂　生香附

另煎四物汤收入，烘炒磨末①，益母膏丸。

徐评：①制方极巧妙。

四物阴浊而滞，得楂、附以流通，楂、附气燥味辛，得四物以滋润。气血兼理，燥湿协和。再得益母以行血，血中之气宣顺矣。即有痰滞血凝者，亦可服也。

案三五八

徐（二十四岁）初诊谓下焦跗踵浮肿，以收摄肝肾，病者用过颇安，但胸脘不舒展，改进开泄血中之气，服之又不安，且面少华色，痞闷又如饥，当以虚论，未有骤功①。

人参　桂心　茯苓　炒当归　煨姜　炙甘草

徐评：①层次转换。

案三五九

吴（三十四岁）操家烦冗，兼有嗔怒，肝脾不和，膜胀由胁至脘，木犯中土，必妨食不饥。理气舒郁，和其中宫①。

南楂 生香附 神曲 茯苓 钩藤 橘红

徐评：①开郁总不离越鞠法。

案三六〇

赵（三十三岁）脘痛映脊，甚则四肢逆冷，问当年产后瘕泄，今带、漏，脊椎酸垂。《内经》云：阴维脉病苦心痛。医不和维脉阴阳异治，谓痛以破气降气，何见识浅陋乃尔①。

鹿茸 角霜 当归 小茴 枸杞 白蒺藜 茯苓 苁蓉

徐评：①凡女人脘痛久不愈者，必是奇经中来。曾用过鹿角胶一斤治十四年脘痛不止者。

案三六一

沈（三十二岁）壮年，望色夺肉瘦，脉左细右空，此男子精损，真气不主收纳。自述少腹筑筑动气而痛，病形脉症，已在下焦。治肺嗽大谬，杂治日延劳怯①。

薛氏八味丸（三钱）。

徐评：①少腹动气是关元气海极虚，命蒂真气已离散，不可收拾，由下窜上，法在不治。

案三六二

金（六十五岁）热伤气分，水谷不化之湿留着胃络，已入秋凉，衰年气弱，夏令伏邪未去。议东垣清暑益气，减去滞药①。

人参　茯苓　神曲　升麻　葛根　泽泻　广皮　木瓜　川连

徐评：①从来气旺之体即感时令偏气，有本体元气以转旋时令偏气，即为之默化，衰年气弱，客气为主矣。

案三六三

赵（二十三岁）当年厥症，用填精固摄乃愈。知少壮情念内萌，阴火突起，乱其神明。今夏热食减厥，发继而淋浊，热入伤阴，苟不绝欲，未必见效①。

人参　茯苓　扁豆　炙草　炒麦冬　川石斛

徐评：①伤阴，热入而伤胃阴也，勿被瞒过。

阴火最能冲乱神明，试观灯檠煤头，带火坠下，火焰冲起，盏上之火即摇动不宁，非明证欤。

案三六四

刘（三十七岁）操持用心，心阳扰动，暗耗脂液，上则悸怔气怯，下则肠枯便难，视色苍肉瘦，温补不受，先仿徐之才滑可去涩[1]。

柏子仁　松子仁　郁李仁　冬葵子　杜苏子　麻仁

　　徐评：[1]裁缝尚能相体剪裁，操司命之责者，可不因人施治乎？此色苍肉瘦，不用温补之所以为高也。

　　用诸仁既可悦心，更滋肠液，切当清真，金针暗度。

案三六五

诸（十六岁）夜热不止，舌绛形干，前议伏暑伤阴，用竹叶地黄汤不应，是先天禀薄，夏至一阴不生，阴虚生热，成痨之象[1]。

三才加丹皮、骨皮。

　　徐评：[1]寒之不寒是无水也。

案三六六

赵（五十七岁）头晕心嘈二十年，向老年岁，血耗阳化内热，近来减食，不必偏寒偏热，以甘柔缓热熄风，无燥热戕胃之累[1]。

桂圆 枸杞 天冬 生地 茯神 柏子仁

徐评：①好好阳气，一经血耗，便化内热，即阴虚生内热之变文也。新极。

甘柔药味平和，可以缓热熄风。盖甘能生液，柔则养阴，老年人调摄要着。盖老人久病，全要调扶胃气，一切庞杂驳劣之药，概不可投，以其戕贼胃气也。

案三六七

陶（二十九岁）暑着必阻游行之气，但热无寒，疮痏不尽，其邪骨节痛，肢末肿，从仲景湿温例，用苍术白虎汤。

案三六八

杨（二十六岁）脉虚数，久嗽呛血，劳则寒热。

虎潜丸（四钱）。

案三六九

顾（二十二岁）少壮冬不藏精，仲春内热召风，谓风温咳嗽。内伤略兼外邪，治邪必兼养正①。昔人有温邪忌汗下者，谓阴阳二气，不可再伤也。一逆再逆，病日深矣。视面色黄白少泽，按脉形致虚，下垂入尺②。问咳频气不舒展，必有呕恶之状，显然肾虚少纳。肝阳阴火冲起，犯胃为呕，熏肺喉痒。其不致骤凶，赖水谷未减安受。考血必聚络，气攻热灼，络血上涌，精血有形损伤，草木无情不能生续。血脱益气，乃急固其暴。治法以潜心宁静，必情念不萌，绝欲肾安，斯精血生聚。若频发不已，虽安养不能却病③。

人参　熟地　川斛　五味　女贞子　茯神　漂淡天冬　紫衣胡桃肉

徐评：①风雅宜人。②望色切脉细密极矣。③风温虽缘外感，然必肝肾内虚，冬不藏精，相火上游，有以召致外邪而温邪内陷，牵引龙雷，伏于内则灼津耗液，冲于上则咳嗽失血，纯见内伤恶状矣。

三才加以摄纳，佐以填阴。

案三七〇

陈（十六岁）秋燥咳嗽。

桑叶　川贝母　南沙参　南花粉　玉竹

案三七一

萧（二十一岁）伏暑上郁。

连翘　飞滑石　大竹叶　白杏仁　象贝

徐评：方药俱精妙。

案三七二

张（葑门，六十九岁）老年下虚痰多，入夜冲气①，起坐新凉内侵，肾水泛，气不收纳，常服肾气丸。

桂苓甘味汤。

徐评：①即是阳不内归。

案三七三

范（二十四岁）劳嗽三年，形羸便溏。大凡久损，必调脾肾为根本。当夏热发泄之后，须培脾胃，得加谷安适，仅图延久。

戊已汤。

案三七四

许（五十三岁）脉大而空豁，中年操持，形体劳瘁，此失血食无味，乃气弱所致。见血投凉必凶。

小异功散。

徐评：失血食无味，不责之阴亏，而责之气弱，只以脉大而空豁耳。

案三七五

吴（二十三岁）夏病入秋嗽血，外寒内热，乃虚症。阴阳交伤，色萎黄，脉大濡，可与人参建中汤。

徐评：阴阳交伤，而用人参建中法，是益中宫阳气以生阴也。盖精生于谷，既建膻中之阳，以助生气，复建脾中之阳，以运水谷，则阴从阳生，不患交伤矣。

案三七六

李（三十岁）农人。入夏必烦倦。饮酒者，脾胃必弱，建中益气法①。

熟于术　益智仁　茯苓　木瓜　广皮　生白扁豆

徐评：①疏方清洁。

案三七七

李（十八岁）三疟伤阴，阴伤内热，已经失血咳嗽。少年劳损，宜安逸静养，但药无益。

鳖甲　阿胶　白芍　丹皮　茯神　北沙参　生地　天冬

案三七八

王（五十一岁）血枯脘痹便艰，虑格拒妨食。

麻仁 桃仁 郁李仁 苏子 柏子仁 归梢

案三七九

马（五十岁）形壮，脉小数，口喎，左肢麻木。男子虚风，内虚肝脏。养血可以熄风，非外邪驱风攻痰[1]。

枸杞 白蒺藜 玉竹 北沙参 当归身 经霜桑叶

徐评：[1]痰为风火所逼，养阴痰自不升。

案三八〇

高（二十九岁）向来阴虚热胜之质，夏至阴生，未能保摄安养，暑伏热气内迫，尤令伤阴。秋半气燥，热亦化燥，心中漾动失血，阳不下潜所致[1]。

生地 麦冬 清阿胶 桑叶 知母 生石膏 生甘草

徐评：[1]以玉女煎潜阳，何其清灵也。

案三八一

顾（混堂巷，二十八岁）壮盛，色白肉瘦，脉细小如数，下垂，察色凭脉，是属肾虚。五液不运，精微内蒸，黏涎浊沫①。凡有思虑烦劳，肝阳挟热气上升②，痰沫随气乘胃而出上窍，其聚处在乎肾络③。八味丸即古肾气丸，理阴阳以收肾气，使水沫不致上泛，不为差谬。少壮必先伤于阴，拙见议减桂辛甘伐肝，加五味三倍，少用沉香，入少阴之络④。考经旨肾阴中有真阳温煦，生生自旺。若肝脏日刚⑤，木火内寄，情志怫逆，必相火勃起，谓凉则肝宁。昔贤谓肝宜凉，肾宜温也⑥。

徐评：①是致生涎沫之所以然。②是吐涎沫所以然。③一笔转到。④仍跟上络字治病。⑤可知减桂有妙理。⑥是大名家方案。肾虚，肾之真气虚也，真气虚则肾阴亦不生旺，无以养肝，而肝阳挟热逆上，火与元气不两立，真气即为元气，元气衰而火愈壮，肝为木火总司，故减桂为妥。

肾虚是病根，肝阳旺是相因而致。

肾阴肾阳，原难区分。盖精化为气，气化为精，未有精走而气不耗者，肾气耗散，而相火起矣。

少壮肝阳正旺，减桂加入五味、沉香，此损益古方，最有斟酌。

案三八二

丁（二十二岁）劳怯在前，痛利后加，外如寒，内必热，阴伤及阳矣。病深且多，医药焉能瞻前顾后。姑以痛坠少缓，冀其胃苏，非治病也。

理阴煎去炮姜加白芍①。

徐评：①恐辛燥伤阴。

外如寒，内必热，此之阴伤及阳，是阴精已夺。阴火燔灼，身中元阳尽为阴火灼耗，此之谓阴伤及阳。

案三八三

薛（二十五岁）少年心阳下注，肾阴暗伤，尿血血淋，非膀胱协邪热也。夫阴伤忌辛①，肾虚恶燥。医投东垣辛甘化燥变热，于病悖极。生脉中有五味，亦未读食酸令人癃闭之律②，溺出茎痛，阴液枯寂③。

茯神　柏子仁　黑芝麻　穞豆衣　天冬　川石斛

徐评：①名言。②才大心细，八面玲珑。③确断。肾阴暗伤，由于心阳下注，是手少阴累及足少阴也。病标在肝肾，病本在心主，所以不用填补肾肝之药，而惟宁神敛液，清火润燥以戢神明耳。

案三八四

马（齐门，十五岁）纯阳之体，脉来濡，腹大，按之不坚，脉象非阳。述食时不适意，郁伤在脾，法当辛温通补①。

人参　厚朴　煨姜　益智　茯苓　煨木香

　　徐评：①妙香散加减。

案三八五

吴（三十九岁）夏季用苦润，通小肠火腑，病人说大便仍不爽，肛门下坠，里急后重，始而脐旁，渐及胃脘，按之而痛，食入胀加，遇嗔怒病甚。姑以解郁和中之药①。

生香附　乌药　苏梗　茯苓　新会皮　生益智

　　徐评：①此方及案不过求免无过，略有文理而已，未见心思。

案三八六

吴（四十二岁）面色枯黄，枯若老颓，脉形全乏生阳，咽物必痰涎浊沫，上涌阻痹。述秽毒疳蚀，毒收即发此病。治反胃噎格，决不效验①。

　　徐评：①是挟毒病，法当解毒安中。

案三八七

汤（四十五岁）阳升颠顶，上虚下细。心有狐疑动多。阳不下潜，入夜心事交集，寤不成寐。潜阳益阴主治[①]。

淮小麦 炙草 知母 生地 茯苓 丹参

徐评：①心犹火也，弗戢将自焚矣。故用盏中添油法。

案三八八

王（六十五岁）老人下元久亏，二便不和，皆是肾病。肛坠下血，下乏关闸之固，医谓脾虚下陷大谬，知肾恶燥烈[①]。

人参 炙草 五味 萸肉 女贞 旱莲草

徐评：①识见超老，议病明快，妙在不用熟地，温肾佐以凉肝。

案三八九

唐（四十七岁）肾虚不纳，久嗽。

附子七味丸（三钱）。

案三九〇

刘（五十岁）春夏地气上升，人身中阳气发泄，不论男女，中年后下元先馁。人应天地气交，此喘嗽气冲，入夜欲坐难眠，皆肾衰不足摄纳真气。脉小弱，非外客邪，治其本病①。

肾气去桂、牛膝，加沉香、五味。

徐评：①直截通快，了如指掌。

案三九一

陶（木渎，十三岁）夏季泄泻，秋半腹膨仍痛，问饮瓜汁水寒，脾胃阳伤，气呆乃胀。疏通带补，必佐温以复阳①。

人参 茯苓 公丁香 甘松 厚朴 广皮 木瓜 南楂肉

徐评：①治法须留意脾喜辛香，不嫌辛燥，况有大力人参以扶中。

案三九二

吴（三十二岁）述暑伏减食，即热伤气之征，中秋节令知饥，未得加食。大凡损怯之精血枯寂，必资安谷生精，勿徒味厚药滋滞。

小建中汤。

案三九三

潘（二十岁）据述失血三年，不分四季而发，已逾数次。问未曾完姻及当家操持之累，必系先天禀薄，难耐动劳。用都气加秋石①。

徐评：①此亦无可奈何治法。

案三九四

鲍（二十四岁）述厥冒来必迅疾，醒来亦速，既醒精神少灵慧，逾时卧息乃清。凡六气之速，莫如火风。此内起脏真之阳，肝脏最速，乃下焦肾水暗亏，水不生木。议填补酸收壮阴法①。

真金箔　白廉珠　石菖蒲　熟地　远志肉　五味子　萸肉　茯苓
龟板

徐评：①病标在肝胆，病本在肾亏，故以金珠安镇灵台，清降水火，即以大剂滋填肾阴，酸收木气，佐以交通心肾，丝丝入扣。

案三九五

周（二十三岁）形羸瘦，色枯瘁，身略动必喘息气急，此皆下焦精血已枯，肾气不收，散漫沸腾。凡肝由左升，肺由右降，肾精交夺，升多降少，右背胸胁高突①，不得着卧。当此地位，乏前哲成法，可以却病。早上饮人乳，接服附子七味丸②。

徐评：①损及脏真，病形怪异。②论病明确，人身之气升逆则诸病毕集，肃降则清明在躬。肾为纳气，总司收摄之权，全在保肾，故能凝精而承命。

案三九六

金（三十六岁）脐间冲气上逆①，自觉垒攻，及脘中痛胀，兼作若响动，下行痛胀始缓。嗳多呕沫，大便艰涩②。十年宿病，图效颇难③。

桃仁　延胡　郁李仁　川楝　火麻仁　冬葵子

徐评：①已见根蒂不固。②此近关格之病，早以滑润通调，极为稳安。③此等病补益关元气海，恐其迂滞不灵，只得走出一层滑润法，以和肝。

和肝阳以润肠胃，俾二便常通，则浊气自然下降，不致上逆攻冲，痛胀亦止。

案三九七

张（五十岁）神不灵爽，乏欢悦之念，宿痫由情志不适，而致内因之羔。向老食少，理窍开结，治痰必佐参、苓养正①。

人参　炒黑远志肉　茯苓块　石菖蒲　新会红　熟半夏　竹沥　姜汁

徐评：①理窍、开结、治痰三法，因食少向老，兼佐养正，色色都到。

案三九八

高（六十六岁）问不头痛身热，已非外邪，何用发散？述熬夜后，口㖞舌强，肢麻，老年人因劳气泄，用如东垣所议①。

生黄芪 炙甘草 当归 桂枝 生姜 南枣

　　徐评：①清药助阳，以治内伤之热。

案三九九

秦（四十七岁）血虚肝风头晕①。

天冬 生地 杞子 桂圆 菊花 石膏

　　徐评：①玉女煎加减，方如鲜花，恰当病情。

案四〇〇

方（五泾庙前，二十六岁）温通血分之浊不效，痛泄不已，两足筋纵。议三建①驱阴邪以通脉②。

　　徐评：①天雄、生附、川乌、沉香、木香。②大力量，大胆识。

案四〇一

秦（五十一岁）脉沉微，少腹冲气，两胁胀痛呕逆。

真武汤。

徐评：治少阴之水，非真武不灵。

案四〇二

林（三十五岁）此夏受湿邪成疟，气分受病，脾胃未醒，过秋分天降露霜，此气整肃。

生白术　宣木瓜　茯苓　益智仁　新会　陈皮

案四〇三

杨（东许巷，二十岁）农人劳力，左胁有形自能升动，未必瘀血，当理血中之气，须戒用力，不致变凶。

左牡蛎　茯苓　海石　桂枝　熟半夏　枳实皮

案四〇四

张（四十五岁）中年肉瘦色黄，言语动作呛嗽，几番大血，自知劳瘁。凡劳烦身心，必心脾营伤，医每嗽血辄投地凡滋阴凉药。中年操持之劳，与少年纵欲阴伤迥异①。盖心主血，脾统血，操持思虑，乃情志之动，非寒凉可胜。当用严氏归脾汤，去木香、黄芪。

徐评：①直截了当。

案四○五

杭（六十岁）疝病属肝，子和每用辛香泄气。老人睾大偏木，夜溺有淋，非辛香治疝。向老下元已亏，固真理阳犹恐不及①。

炒黑川椒 鹿茸 当归身 韭子（炒）舶上茴香 补骨脂

羊内肾丸。

徐评：①方药坚实。

案四○六

谢（六十一岁）《内经》论诸痛在络，络护脏腑外郭，逆气攻入络脉为痛，久则络血瘀气凝滞，现出块垒为痕。所吐黑汁，即瘀浊水液相混。初因嗔怒动肝，肝传胃土，以致呕吐。老人脂液日枯，血枯则便艰。辛香温燥，愈进必凶，渐成反胃格症矣。肝性刚，凡辛香取

气皆刚燥，议辛润柔剂，无滞腻浊味，以之治格，不失按经仿古。

炒熟桃仁 青葱管 炒黑芝麻 当归须 桑叶 冬葵子

徐评：络脉可张可弛，气血宁静，营卫流行，便尔安舒弛缓。若肝气逆冲而入络脉，便胀急张大，营卫涩滞，

气血不行，留着而痛。痛久积瘀，渐致枯燥。此治络贵乎辛润柔剂滑利也。

案四○七

张（黄埭，二十六岁）夏季寒热，入秋乃止，色黄脉弱，知饥不思纳食，举动痿软无力，明是久病伤损，已交白露不醒。议用养营法，去芪、术、五味、地黄，加南枣肉。

　　徐评：久病损伤，气血必虚而滞，芪、术、地、味乃重滞坚厚之品，恐骤进运掉不灵，转滋腻浊，故独用原方中灵动松利之药，加以南枣酸甘，俾胃虚脾弱之体，轻拢漫捻，渐次得益。此用补方之生心化裁不呆钝者，后学切须留意。

案四○八

沈（五十三岁）操家君相多动，酒热先入肝胆，血溢在左鼻窍，左升热气，从肝胆而出，戒酒及怒气，肝血宁必止[1]。医用犀角、地黄，乃阳明经降血之药，是不识经脏，无足道也[2]。

　　炒丹皮　黑山栀　降香末　真青黛　小稽豆皮　炒柿饼炭　侧柏叶

　　徐评：[1]看病到此地位，清切不泛矣。[2]指明醒后人眼目。的是厥阴经药，一无夹杂。

案四〇九

张（十六岁）先天禀薄，真水不旺①，先气不充，少壮诸事懒倦，竟夜阴中龙雷闪烁，早间齿龈血痕，风伤内攻，颠晕流泪，是根本之恙，胃口亦弱，不宜太清内热②。

熟地 黑壳建莲 茯神 芡实 山药 炙草 川斛 木瓜

徐评：①清新。②风阳内攻颠晕泪流，意新词雅，笔力炼极。

案四一〇

顾（三十岁）体质是阴虚，夏季时热，必伤胃口，不易饥，进食恶心，皆胃口不和。不宜荤油①。

炒扁豆 茯苓 广藿香 生谷芽 广皮 金石斛

徐评：①夏月热气劫燥胃口津液，阳明主肌肉，汗泄不已，即伤胃阴。

案四一一

张（三十六岁）据说三年前，病后左胁起有形坚凝，无痛胀，但未交冬，下焦已冷。议温通阳，望其开结①。

生左牡蛎 姜汁炒天南星 真甜交桂 竹节白附子 当归身 小川芎

姜汁泛丸。

徐评：①有形无痛胀，是痰凝气聚，故温通软坚消痰，缺一不可。

案四一二

王（四十二岁）舌白，不饥不渴，气急痰多，食入恶心欲胀，腹鸣，大便不爽，此寒热恶心，为阳伤气痹。

茯苓 半夏 桂枝 生姜 鲜薤白 炙草

案四一三

萧（五十三岁）面色萎黄少采，脉来小濡微涩，此皆壮盛积劳，向衰阳弱，病至食下咽，气迎阻挡，明明反胃格拒。安静快活，可延年岁①。

大半夏汤。

徐评：①气迎阻挡，必有痰涎迎壅，故大半夏汤为的。

案四一四

潘（二十八岁）咳嗽在先肺病，近日凉风外受，气闭声音不出，视舌边绛赤有黄胎，寒已变为热。

越婢法加米仁、茯苓。

案四一五

钱（二十岁）左搏倍右，阴火沸腾，由欲念萌动不遂而来，胃旺可清阴火①。

生地　天冬　元参　知母　生甘草　麦冬　川贝母

　　徐评：①胃旺者，胃阴充旺也。

案四一六

朱（带城桥，二十三岁）阳虚胃痛，用辛温见效。街衢往来秽气，内入伤阳，痛再作，先驱秽浊①。

苏合香丸。

　　徐评：①别开生面，此新秽触动夙病也。

案四一七

姚（二十三岁）精血损伤骨瘘，庸医都以辛苦药酒，病不能去，反传胃口，无治病快捷方式，理胃为先。

仓廪汤。

案四一八

徐（三十九岁）劳形阳伤失血。

小建中汤去姜。

案四一九

王（四十五岁）暑风能蒸热，不能解热，即是热伤气分。粗工以血药之滋，未读暑病诸集。

绿豆皮 灯草心 鲜骨皮 竹叶心 经霜桑叶

案四二〇

王（五十八岁）气恼而起，肝木犯胃，胃气逆翻呕食，其涎沫即津液蒸变。仿仲景，胃虚则客气上逆。

旋覆代赭汤。

案四二一

刘（四十岁）疝瘕由客邪凝结经脉，用毒药锋锐，走而不守，气血通行乃解。

案四二二

王　酒力湿热下注，蒸血为脓，疡溃半年，气血皆损。麻木不仁为虚，当以两补气血，勿以温燥①。

天真丸。

徐评：①老笔。

案四二三

除　诊右关前弦动，述右胁胛下似胀不舒，思少阳阳木必犯阴土，木郁土中，温开不应。议解郁安中①。

人参　茯苓　柴胡　白芍　神曲　生姜

徐评：①立方清真。

案四二四

李（部前，三十六岁）自说本来无病，饮药酒反病，乱治遍尝寒凉温热，致胃口大伤。近加丧子，目瞽胞垂，无治病方法。

疏肝散。

案四二五

孙（二十六岁）劳损未复，少年形瘦减食。

芪归建中汤。

案四二六

顾（盘门）向饥时垢血通爽，饱时便出不爽，此太阴失运矣。首方理湿热，继用固肠滑，皆不效，议辛甘运阳。

理中汤去参，加桂圆肉。

案四二七

谭（仙人塘，四十八岁）凡劳必身心皆动，动必生热，热灼络血上溢，肉瘦脉数，中年生阴日浅，可与甘寒润剂①。

生地　麦冬　扁豆　北沙参　甘蔗汁　白玉竹

　　徐评：①甘寒以生胃阴，人身阴液无不从胃中敷布，先养胃阴，由中宫渐敷四脏，至理存焉。

案四二八

王（六十三岁）色苍瘦，目黄，脉弦，向来气冲脘痛，今痛缓气冲至咽，是左升肝气太甚，右降肺气不及。大旨操持运机致病。

枇杷叶 黑山栀 川贝 苏子 降香木 新会皮 炒桃仁

案四二九

赵（五十岁）下焦冰冷，睾丸偏大。

川乌头 舶上茴香 川椒 胡芦巴 川楝子 吴茱萸 熟川附子

黑豆汁泛丸。

案四三〇

陈 心虚忡悸，君相多升。

生地 天冬 茯神 柏子仁 枣仁 炙甘草

案四三一

沈（新市，三十四岁）产后不复元，血去阴伤，骨热。大凡实火可用清凉，虚热宜以温补。药取味甘气温，温养气血，令其复元[①]。但产伤之损，蓐劳病根，全在肝肾，延及奇经八脉，非缕杂治所宜[②]。

人参 鲜河车 枸杞 紫石英 茯神 紫衣胡桃 归身 淡肉苁蓉

徐评：①至当不易之论。②肝肾与奇脉原属一家，然伤必由肝肾而及奇脉，更深一层矣。

案四三二

周（嘉兴，四十一岁）少腹痛坚，攻及当脐，每午后必痛，气胀贯串腰尻环跳肉腠之间，肌肤亦渐浮肿，再问经事愆期，仅仅些微黄水，是阴寒已入血络，病必起于产蓐[①]。经后连累奇经八脉，身伛不直，俯不得仰，肝肾入奇脉之见症[②]。

炒枯肾气汤。

徐评：①诊视清真切当，老笔纷披。②肝肾入奇经，又深一层矣。

案四三三

戈（木渎，二十四岁）经水不来，是络脉无血。古云气旺血自生，大忌通经[①]。

人参　茯苓　麋茸　归身　桂心

羊肉胶丸。

徐评：①此纯虚症也，认得清。

案四三四

张（万年桥，二十八岁）半产重于大产，左胁有形，是气乘肝络，攻之则变中满。从前胎坠，寒热呕逆，震动之伤①，当培养气血，不可怠忽，不致劳怯②。

归身　鳖血制柴胡　广皮　南枣肉　白芍　茯苓　蒸于术　炙甘草

徐评：①言言警策。②每见阳气震动，虚人一经寒热，营卫真气立散，不可复收，故当用补法。

案四三五

封（泰兴，三十七岁）十年前夜饱凝滞，食闭①气物，遂胃脘痛呕吐。病中腹大如怀妊，得气下泄而胀消，经准不育，来必腹痛。久病焉有速效，祛寒凝开气为主②。

吴萸　秦椒　川楝子　高良姜　延胡　莪术　香附　山楂

姜汁泛丸。

徐评：①不是肝气阻逆，即是脾不健运。②前因肝逆，继为中虚，终致寒凝，病机历历。

案四三六

陆（虎邱，二十一岁）肾肝内损劳怯，必致奇经失职。俗医混称阴虚，仅以六味，曰补阴和阳，益脏泄腑，此时仲阳非为阴损而设①。

河车　坎气　紫衣胡桃霜　人参　茯苓　五味子　人乳粉　秋石

徐评：①重方力大，借资于人者半，谓竹破竹补。

案四三七

沈（齐门，三十岁）上春产蓐无乳，已见乏血虚象①，延及年半，经水不来②，少腹瘕气有形。病人自述背脊常冷，心腹中热，视面黄色夺，问食少不美。夫督脉为阳脉之海，由腰而起，齐颈而还，下元无力，其脉自背至颈，阳虚生寒。任脉为阴，海冲乏贮血，气入脉络为瘕。考《内经》《图翼》，病机宛然在目，此产损蓐劳，非是小恙。无如医不读书，见寒热经闭而妄治，淹缠成损而已③。

人参　小茴拌炒当归　枸杞　鹿角霜　桂枝　沙苑　白薇

徐评：①拿定主见。②此纯虚之症。③药方总切定下元无力主治。

案四三八

庚（太平，四十九岁）右胁有形，渐次腹大，每投攻下泄夺，大便得泻，胀必少减，继而仍然不通，频频攻下，希图暂缓。病中胀浮，下焦加针刺决水，水出肿消，病仍不去。病患六载，三年前已经断。想此病之初，由肝气不和，气聚成瘕，频加攻泻，脾胃反伤。古云：脐突伤脾。今之所苦，二便欲出，痛如刀针刺割。盖气胀久下，再夺其血，血液枯，气愈结，宣通宜以利窍润剂①。

琥珀（一钱）大黑豆皮（五钱）麝香（一分）杜牛膝（一两）

二便通后，接服：

茺蔚子 郁李仁 杜牛膝 当归 冬葵子

徐评：①初由瘕病蛮弄成胀，先伤气，继伤血，血液既伤，而气愈结，以致二便痛艰。到此地步，非宣通利润更有何法？此相时度势而占得好地步也。

案四三九

邱（钟由吉巷，四十七岁）病人述自腰以下颓然痿躄，肌肉麻木枯寂，二便皆不爽，上下气不接续。显然崩漏亡血，阳不下交于阴①，中年日就衰夺。惟辛补润燥，冀络气顺利，乃久病之缓调②。

松子仁 柏子仁 郁李仁 冬葵子 枸杞子 肉苁蓉 桑寄生 黑芝麻

徐评：①凡自觉呼吸上下，气不接续，总是阳虚不下交于阴。②久病之缓剂精极。

案四四〇

施（刘真巷）经漏脐下如卵形，已见血损气结，冲脉为病，女子瘕聚带下，少腹形象是也。血伤忌投气燥温热血药，不取沉滞，血中宣气为主①。

南楂肉　茺蔚子　新绛　青葱管　生香附

徐评：①既忌燥热，复避沉滞，血中宣气，治瘕初起良法。

案四四一

徐（太仓，十八岁）每交五六月①，喉间宿病，蛾发既愈，仍有鼻塞火升，上热下冷，经水或前或后，形瘦脉小数，是阴弱不旺，肝阳左升太速，右降不及。夏季阴伏于里，阳泄上浮，致病发因由。

阿胶　石决明　丹皮　生地　天冬　黑豆皮　银花　白芍　丹参

徐评：①治此症专着眼五六月三字。

案四四二

陈（白莲桥，十四岁）室女无温热药之例，视色夺脉弱，下焦未寒先冷，经事淋漓，是冲任虚冷，二气不交。冬宜藏阳，用温摄升阳①。

麋茸 鹿角霜 紫石英 人参 归身 枸杞 沙苑 小茴 蛇床子

徐评：①温以摄下，阳自渐升，有二义，常法不可拘也。

案四四三

沈（槐树巷，二十二岁）自交秋初，皆令阴阳颠胀失血，三月怀妊，法当养阴固胎。

人参 黑壳建莲 子芩 阿胶 生白芍 桑寄生

徐评：气有升无降，故得泄泻反爽，背椎必槌摩而胀减。盖脏阴之热，鼓动经腑中气，皆逆行上颠。春间经漏，议进滋清补方，亦从权随时令也。暑伏已过，肃降未至，以顺天之气，应乎人身推求。

案四四四

居（胥门，六十岁）女人多产，奇经八脉诸络患病，五液走泄，殆尽而枯。年已六十，反患淋漏带下，大便日见枯涩，少腹形膨䐜胀，血液难生，气散不收。日服炒枯肾气汤一剂①。

徐评：①多产体气已惫，至衰年下焦关闸已撤，日饵温补，苟延残喘而已。

老年精气神衰，即日饵参、苓大药，不过仅仅支撑一日。盖真气真精已衰，大补亦不甚浃洽耳。

案四四五

徐（北马头，十八岁）非但经水不来，食下脘中①即痛，是肝胆气热逆乘，致胃气亦逆。问大便渐溏，木侮土位，且形瘦内热。凡理气多属辛燥，明理欲治病，先理体质之宜忌。

白芍 炙甘草 新会皮 生谷芽 炒焦丹皮 炒桃仁 茯苓 查肉 生香附 莪术

徐评：①二字不可略。

案四四六

邵（枫桥，二十八岁）每怀妊百日内即产，已历十余次矣。今春溲溺如淋，入夏若崩若溺半月，半月后经水又来，上午少瘥，临晚夜深，频频至圊，溲溺滴沥酸痛。夫胎濒二三月，足厥阴肝病，且胎形渐重，任脉不固，下坠血伤液枯，阴气不收，此溺淋是肝肾阴虚①。庸医清火分利，更夺真阴，半年缠绵，致难以速功。养阴方中忌投酸味，令人癃闭。

细生地 黑豆皮 生鸡子黄 清阿胶 人中黄 川石斛

徐评：①认清病根。

案四四七

李（用直，三十三岁）凡女科有胎气，以立基为要。恶阻呕吐酸味，是热化，安胃调气。

人参 竹茹 茯苓 半夏 金斛 生姜

案四四八

钮（吉安州，三十五岁）女科肝病最多，产后必病及八脉，即如少腹聚瘕，瘕气攻心下必呕吐，逆上则咽喉闭塞。经水年半不来，越日必有寒热。凡下焦血病为多，瘕属气结，癥为血痹，病在冲脉，阴维阳维脉中混杂，医药焉得入奇经。

地鳖虫（一两）延胡（一两）山楂（一两）桃仁（五钱）莪术（五钱）金铃子（五钱）麝香（三钱）

共为末，用青鳖甲五六两，去衣捣碎，用无灰酒煮汁一杯，和前药末为丸，每服二钱，益母草汤送下。

徐评：要知瘕不可攻，癥乃可攻耳。瘕属气结，亦由少血，故气聚而结。至于癥为血痹，非攻不散，总是下焦血病为多耳。

案四四九

钮（荡口，二十四岁）六年前产儿，自乳年余，乳汁涸，病起延绵，至今食少如饥，仍不加餐，经水不调，色黑微痛。盖病根全在乳尽，亡血形瘦，火升失血，劳怯阴伤[①]。

人参　阿胶　白芍　细生地　炙甘草　桂枝

徐评：①妇人生子自乳全赖善饭，生血复脉养阴。

案四五〇

庚（四十九岁）瘕结阴络，络病善胀，自古及今，无硝黄攻伤其阴之理。腹胀忌咸，谓水寒逆犯脾阳，此胀误在频频攻荡，阴亡液损，二便不通。《内经》谓食酸令人癃闭，医药言食酸忌咸，乃目不知书。

桑叶　柏子仁　松子仁　黑芝麻

青果汁丸。

徐评：处方以阴亡液损着笔，此症是不忌咸而忌酸者。

案四五一

吴（枫桥，二十五岁）药气味杂乱恶劣，胃口久受其苦伤，致食即呕吐，非反胃也。穷其起病根由，原系心境愁肠，气热内蕴，血液日干。若此年岁，久不孕育，多以见病治病，未着未适调经理偏之旨。今入冬小雪，从液亏不主恋阳，预诊春木萌动，转焉发病之机[①]。

阿胶　人参　生地　杜仲　茯神　天冬　杞子　桂圆肉　桑寄生　麻仁

另用乌骨鸡一具，去毛血头翅足肚杂，漂洁，用淡水加无灰酒一碗，米醋一杯许煮烂，沥去肉骨，取汁捣丸。

徐评：①凡心神谐畅，同血自充旺，以心生血主血也。忧愁思虑则心营不舒，血不肯生，又有郁火以煎熬，焉得不日就干涸，木无滋养，发病最为易事。清而腴药味纯粹以精。

巽为风，鸡属巽卦而应风，本肝家禽也，乌骨则更入肾矣。乙癸同源之味，兼以全具，元气充满，从肝肾源头，鼓动生阳，气味俱全，则补益力量更大而神矣。况血肉静中有动，生机跃然者乎。

案四五二

朱（八圻，十六岁）女子十四而天癸至，以禀质为阴，二七少阳生动，阴体以阳为用也。父母有病而生属乎先天，即良医妙药，弗能疗疾①。如苗禾秀而不实，树果将成自坠耳。庸人不识其故，徒以清热治嗽，坐困胃口，而致凶者屡屡。

生白藕　桑寄生　清阿胶　天冬　云茯神　甘州枸杞子　桂圆肉　大元生地

徐评：①先天禀薄，药用清补。

先天禀薄，生化之机不旺，即用补剂，亦当量力清养。

力量浅薄，浊腻艰于运化。

案四五三

曹（长善浜，二十二岁）产后寒入胞门，经水逾期不爽，少腹瘕形渐大，面色清㿠肉瘦，自上秋产蓐瘕起，今夏诊二次，议以瘕属气结，用大全方葱白丸，暨乌骨鸡煎丸，温通冲任脉，令气血自和。两方不效，是下元虚冷，再攻必变胀矣。

人参 云茯苓 交桂心 生蕲艾 当归身 鹿角霜 小茴香 生香附

徐评：因在少壮，用药逐层走进，便有次第，不致动辄蛮补。

案四五四

袁（四十五岁）平日郁气化火，久则深藏入阴。三时温暑湿热，异气有触，伏热内应而动。是气滞为胀，湿郁为泻，热移于下，湿腐侵肌①。凡湿与热，皆气分病，既久蔓延，延及血分，自深秋经逾旬日，越两月不来，而消渴形寒，足胫跗骨中热灼燥痒。大凡风热淫于内，必以甘寒，乃和梨汁、蔗浆之属。盖胃阴制伏肝阳内风之动，正合《内经》和阳益阴，肝胃忌刚之旨。

日间服桑麻丸，用青果汁丸，夜服梨汁、蔗浆熬膏。

徐评：①一气贯注，倍见精神。

五行木气克土，盖木得水土滋养，土膏尽为之吸取，实是土中升发木气，长养栽培，使之畅茂条达，即是木克土也。胃中津液充裕，肝木从兹吸取，滋和畅遂，即是斯义。

胃中阴液充旺，足供肝木滋养，而肝风不动，盖土中升木，乃是木克土也。

案四五五

汪（二十八岁）视色究脉，损在奇经诸脉，晨起瘕泄，交晡夜溺淋痛楚。任督为阴阳二海，脂液枯竭，由阴损损及乎阳，引导令其渐交，非时下可以速功。

人参 鹿茸 舶茴香 龟板心 生菟丝子粉 归身

用生羊肾十二枚，去脂蒸烂捣丸，另煎漂淡鲍鱼汤送三钱①。

徐评：①即是导引法。

药之气味，都用与奇经气味相类之品以治，引导奇经之妙，所谓异类有情，竹破竹补之法也（病在任督，绝不用地黄、杞子、山萸通套补药，取血肉而遗草木，真认定奇经任督而导引也）。

案四五六

周 情志易生嗔怒，肝胆木火上攻，胃脘心悸忽嘈，手抚动跃。夫动皆阳化①，沉香、肉桂辛热，肝有摧捍恶燥之累，非入理也②。

柏子仁 归须 桃仁 大麻仁 南楂肉

徐评：①动皆阳化四个字启人聪慧不少。②药味清真。

案四五七

周（四十一岁）两三月经水不来，少腹痛胀下坠，寒疝属虚，当与《金匮》当归羊肉生姜汤。疝为阴寒侵入肝络，其原起于络血衰少。若用刚猛热药，势必辛燥，肝为刚脏，益其震烈，大非所宜。惟羊肉柔温，味厚归阴，气膜入肝，以血补血，使肝络温和，再以生姜散寒，当归通络自愈。

案四五八

张（刘真巷，三十七岁）上年五个月，已小产二次，再加冬季伏侍病患劳乏。产虚在阴，劳伤在阳，咳嗽吐黏浊沫，咳逆上气，必呕食。凡食入胃传肠，此咳是下虚不纳，气冲涌水上泛，奈何庸医都以消痰清肺寒凉，不明伤损阴中之阳，必致胃倒败坏。

桂苓甘味汤。

徐评：下虚不纳之人，每阴气上逆，阴液氾滥，吐黏涎浊沫，皆是阴邪上逆所化。

案四五九

顾（松江，三十三岁）形似壮而肌肉松软，脉小促，按之无力，问壮年未有生育，明明肾虚，真气不摄，血随气升而溢，龙火熏蒸为咳，先议用：

熟地 萸肉 山药 丹皮 茯苓 泽泻 牛膝 五味

徐评：肾中真气充旺，不但气不升而血宁静，并能收摄精气而结胎矣。

案四六〇

范（二十五岁）惊恐悲哀，伤于情怀内因，络病当以血药宣润，不必苦辛气燥。

炒桃仁 黑芝麻 归须 柏子仁 苏子 冬桑叶

案四六一

周（东汇，二十一岁）此情怀多嗔，郁热自内生，经来愆期，心嘈辣，腹中痛，干咳忽呛，皆肝胃气热上冲，久则失血经阻，最宜预虑①。

小黑穞豆皮　细生地　清阿胶　生白芍　云茯神　漂淡天门冬

徐评：①治肝须得清凉。

案四六二

巴（西沿塘，三十四岁）十年前产育，即经候不和，带下腰椎酸垂，少腹刺痛，损伤奇脉，已非一所。凡先伤于阴，例取温柔，佐以凉肝，合乎通补，谓经水必循日月耳①。

徐评：①补必兼通，天癸无愆期之虑。

女人月事应期，虽曰血液走漏伤阴，然肝阳亦从兹下泄，水气疏达，自无逆冲之患。况体阴抱阳，有天癸以流行，阴阳尚无偏胜，足征二气交充，故女人月事时下，纵有他病，尚可图治耳。

案四六三

丁（二十五岁）蓐劳自春入秋，肌肉消，色萎黄，外加微寒，心腹最热，脏阴损不肯复，气攻络中，腹有瘕形，血空气聚，非有物积聚也。

人参　煨木香　茯苓　生菟丝子粉　炒小茴　炒当归

徐评：此病先用辛温入络散瘕，继以滋养阴血为周备。

血空气聚四个字，形容瘕病之所以然，深入显出之笔。

案四六四

邱（钟由吉巷，二十八岁）凡交三月胎殒，是足厥阴肝阴内怯，热入于阴，冲脉胎形渐长，任脉不司挡任而坠。见症脊椎尻垂，腰酸痿弱，肾肝奇经虚不摄固。议孙真人方。

桑寄生 清阿胶 生白芍 细生地 蕲艾炭 条黄芩 砂仁末 当归身

案四六五

尤（神仙庙前，四十三岁）漏经四十余日，色瘀腐成块，病中动怒，遂胸膈胀闷且痛，少腹胀满，瘀下稍宽。医治漏血，投地、芍、归、胶，下焦未沾其益，脘膈先受其滞。宗经议先理其上①。

生香附汁 南楂 苏梗 生麦芽 桃仁 延胡

徐评：①阅宗经议三字，总见郑重分明之意。

案四六六

徐（三十五岁）少壮从不生育，冲任脉中久虚，六七年少腹有形，日渐坚大，口食寒凉泄泻，是下焦阳衰冷，浊气聚成瘕。庸医希图宽胀，久服平肝破气，气愈损，坚胀愈加。

炒枯肾气汤。

案四六七

袁（同里）经年累月宿恙，全是郁勃内因。五志中之阳气有升无降，故得泄泻反爽，背椎必捶摩而胀减。盖脏阴之热鼓动，经腑中气皆逆行上颠，春间经漏。议进滋清补方，亦从权，随时令也。暑伏已过，肃降未至，以顺天之气，应乎人身推求。

川黄连 广藿香 生麦芽 茯苓皮 莪术汁 胡黄连 泽泻 南楂 丹皮

案四六八

马（常熟，三十二岁）寡居无欢悦之意，肝胆中郁勃，气火直上直下，莫能制伏，失其所泄之用，小溲成淋，谓肝脉环绕阴窍。用龙胆泻肝汤①。

徐评：①直捷痛快，但不留余地耳。

案四六九

唐（常熟，二十七岁）疟母瘕聚有形，治必宣通气血。所述病减，已是产虚，八脉受损，不敢攻瘕。

当归生姜羊肉汤。

案四七〇

朱（吴江，十六岁）天癸从未至，肉瘦色悴，呛嗽，着枕更甚，暮夜内外皆热，天明汗出热减，痰中或稠或稀，咽中总不爽利。此先天所禀最薄①，既长真阴不旺，阴虚生内热。怡悦勿攻针箭，必要经来，可得热除。即世俗所谓干血劳怯。

复脉汤去麻仁。

徐评：①便是主见。

恐其滑肠而阴药不得停留滋补也。老手胜人处在此。

案四七一

王（无锡）冲脉为病，男子成疝，女子带下瘕聚，经水仍来，是气攻入络脉为有形矣。况产后又十六年不育，冲任病显然。

小茴香　川楝子　橘核　桂枝　茯苓　南楂

徐评：凡食入脘中即痛，必是肝火上逆阻滞。若食入胃中而痛，则积滞为患居多。

案四七二

方（长浜，三十岁）络脉少血，气聚形象，升降而动，起居如惊①。跰踵乏力登高，久已未育，乃下焦肝肾虚损，累及八脉②。

紫石英　巴戟肉　归身　鹿角胶　白石英　淡苁蓉　枸杞子　杜仲
羊肉肾丸。

　　徐评：①肾主恐，下元虚乏显然。②可谓峻补。

案四七三

叶　自五月间生产，将交白露，日泻五六次，每泻必先痛，形寒战栗，气冲入脘欲呕，脉来右濡，下坠入尺，以冷湿挟阴浊，致阻遏阳气流行①。法当辛温宣通阳痹。

炒黑川椒　煨广木香　天台乌药　川楝子　生益智仁　生香附
　　徐评：①脉症如此，虚寒显然。

　　气厚味薄，专主温通，更妙川楝一味，阳中有阴。

案四七四

沈（桐泾桥，四十五岁）经漏已三年，淋漓带下黄白，视色脉不受温暖固下，汤散力量难以直达冲任。古《局方》中有震灵丹，每早服六十粒，是固奇脉药，可使其缓。欲求全愈，非大剂人参不可。

案四七五

包（十八岁）经阻三月，咳嗽失血，交夜蒸蒸身热，脉来左搏而促，是阳气烦蒸，致逆诸络，血液不得汇集冲脉。秋深经水不来，必加寒热瘦削，称干血劳矣①。

生鳖甲 全当归 生白芍 粉丹皮 原生地 茺蔚子 南楂肉 生麦芽

徐评：①老笔确凿。

案四七六

仰（三十岁）产后自乳，三年肉消，夜热咳嗽蓐劳，皆产伤真阴，阴虚生热。络中无血，气入络，变化有形，为气聚之瘕。医攻瘕则谬，理嗽亦非。以下损之伤，在肝肾奇经之虚。肺药寒凉，望其止嗽，嗽必不效，胃伤经阻则凶。

炙甘草汤。

案四七七

冯（十四岁）室女经初至，必是畏热，因热受凉，致冲任伤，遂经漏不已。血色凝紫，腹中仍痛，是从前经至失调所致。和血脉之中，必佐阴中之阳勿腻滞者，问痛，得按姑缓者属虚。

当归身 炒小茴香 甘枸杞 真沙苑 人参 鹿角霜 交桂心 紫石英

徐评：问及得按姑缓，用药温而不腻，何等细密。

案四七八

陈（二十九岁）产后二年，经水不转，呕涎沫，不饥，喜酸味。肝阴久虚，伤损在下焦，阳气逆乘，头颠晕痛[①]。议用酸甘，化阴和阳。

原生地 白芍 乌梅肉 大麻仁 炙甘草 炒焦枸杞 漂淡天门冬

徐评：①惟晕而痛，乃知阳气逆乘细极。

凡清阳主上升，浊阳主下伏，所谓逆乘，乃下焦浊阳耳。

案四七九

蔡（四十四岁）上年产后致损，所见皆由肝肾阴虚，忌与燥热。见崩漏虚热，胻肿寒热，不必缕缕。

清阿胶 云茯神 细生地 生白芍 粗桂枝木 炙甘草

案四八〇

方（五泾庙前，二十六岁）死胎至旬日乃下，必有尸秽浊气留着冲任脉中，至今黄白淋带。病患说腰已下冰冷，大便久溏，产后刚药难用，用朱南阳方法。

鼠粪汤。

徐评：以秽治秽，与前阿魏丸治痞胀同一巧思。

案四八一

俞（申卫前，五十岁）任督失担任督摄之司，脂液暗消不禁。八味丸可以常服，再议固奇脉方法以佐之。

鹿茸 补骨脂 人参 生菟丝 覆盆子 锁阳

案四八二

顾（二十二岁）产后形肉日瘦，经水逾期，此属内损。问经来无痛，与方书气滞经迟迥异，养肝调冲任可矣①。

乌骨雄鸡 原生地 枸杞子 白芍 桂圆肉 当归身 紫丹参 柏子仁 云茯苓

徐评：①经来无痛而逾期，乃内虚少续耳。

案四八三

朱（徐家湖头，三十五岁）操家劳烦，过动内起之热，皆情怀中来。热灼血伤，经水愆期，食少干呛，难用通经峻克。居家安间，不致骤成劳损。

资生丸。

案四八四

闵　既产已过十年不孕育，经将至，周身脉络牵掣，腹中不和，若用力劳瘁，即起寒热，乃经后劳乏，奇经益损。当安逸一年，络血宁，八脉自苏。愚人遍尝药汤，不知养病大旨，损不能复，劳怯莫救。

鹿角霜　枸杞子　小茴香　当归　沙苑蒺藜　南楂肉　茯苓　香附

案四八五

邱（钟由吉巷，四十七岁）十年前小产血崩，损伤未复，家政操持，形神俱不获安养。上年夏秋漏带，久矣淋漓。不但肝肾脂液先竭，奇经与诸络无血存蓄①。气冲犯上，气攻聚络，为胃脘刺痛，胁肋高突。更推下焦寒冷，腰围如带拘缚，两足麻木，跣地痿软，二便塞室不爽，五液枯槁。至阳不交于阴，有关性命大症。病人说一年尝药，从未见效，更有医见痛用沉香者。凡血枯液涸，香燥大忌，姜、桂燥烈，亦非亡血所宜。姑以血肉参入人参，若春和温煦，草木借以资生。血有形难生，益气，无形以充有形耳。

人参 当归身（小茴拌炒拣去）羊内肾 肉苁蓉 枸杞子 真沙苑 黑芝麻

徐评：①说得透彻，风雅宜人。

益血中之气，自然云雾致白露也。

案四八六

钱（二十四岁）上秋产蓐，自乳伤血，夏热泄气，一阴不复，入秋咳嗽，震动失血，饮食不少，经年不致凶。既已断乳，必在冬前经转可卜，春深不致反复。

茯神 炒白芍 钩藤 炒楂 炒麦芽 焦丹皮 新会皮

案四八七

伍（葑门，二十二岁）上年秋冬经漏带淋，初用震灵丹，继进参茸，升阳佐温摄而安①。自夏五月咳嗽，已至秋分，咳甚必呕。腰脊如坠，问经闭已两月，显然下虚冲气，天明欲便，乃瘕泄之渐。

附：都气丸（三钱）。

徐评：①方药细密。

案四八八

陆（葑门，二十五岁）未嫁有喉痹，上热下寒，由情志郁勃之热上灼。有升不降者，情志无怡悦之念，遣嫁宜速，医药无用①。

川贝　夏枯草　连翘心　钩藤　江西神曲　茯苓

徐评：①王道本乎人情，绝妙开郁散结方。

案四八九

张（三十九岁）半产是下焦先虚，血少，内风鼓动，眩晕，腰椎不和。胃弱恶心，勿以温燥①。

茯神　阿胶　川斛　天冬　生地　女贞子　枸杞子　菊花炭

徐评：①眩晕总是内风鼓动。

案四九〇

杜　少腹气冲胃脘，每痛呕恶，吐黏涎，三年频发，少腹已结瘕形，月事迟。肝胃病始伤及冲脉，病是嗔忿而得，治法不越调经。俾气血流行，不致逆攻犯络。《内经》论痛，皆曰络病，医药不入络脉，乃无效矣。

南楂肉　小茴香　延胡索（醋炒）蓬莪术　川椒　金铃子　生香附　云茯苓　青葱管

案四九一

赵（杨安浜，十九岁）惊恐起病，遇怒而发。肝厥乃阳气暴升，痰随气火上举，神识乃迷。近加小产后，必须养肝阴，佐入凉肝。

原生地　茯神　清阿胶　天冬　柏子仁　白芍　人中白　紫丹参

徐评：治肝必佐以清凉，故即温肾药内，必佐凉滋一二味，所以养胃液而清肝阳也。

惟阴阳并衰，生气索然者，始专主温热耳。

案四九二

王　脉虚数倏，寒热口渴思饮，营卫失和，阳明津损，初因必挟温邪，不受姜、桂辛温。有年衰体，宜保胃口，攻伐非养老汤液也。

沙参　花粉　玉竹　甘草　桑叶　甜杏仁　元米

案四九三

陈　脘中宿病，痛发呕吐黑水，五六日方止。诊脉左大而弦，肝木犯胃，浊气厥逆，大便数日不通。久病必在血络，久郁必从热化。用苦辛泄降，少佐通瘀。

川连　金铃子　山栀　元胡　半夏　橘红　桃仁

案四九四

陆　春阳萌动，气火暗袭经络，痛在板胸，左右胁肋，皆血络空旷，气攻如痞胀之形，其实无物。热起左小指无名指间，手厥阴脉直到劳宫矣①。养血难进滋腻，破气热燥非宜，议以辛甘润剂濡之。

柏子仁　桃仁　桂圆　茯神　山栀　橘红

徐评：①劳宫穴在手掌。

案四九五

顾　左耳窍汩汩有声，左胁冲脉波起欲胀，肝脏血络大虚，气偏乘络，络空为胀。当年痛发，用归脾最安，但芪术呆守中上，似与气升䐜胀相左。有年奇脉已空，以宣通补液，使奇脉流行，虚胀可缓。

杞子　归身　柏子仁　桃仁　桂圆　鹿角霜　小茴香　香附　茯苓

案四九六

吴　肝血久空，阳明胃脉亦虚，肌肉肤胀，气聚热流著，自觉热炽，不可作实热治。通经脉之壅，仍佐和血熄风，使内风稍宁，望其稍逸。

杞子　白蒺藜　虎骨　牛膝　天冬　生地　归身　柏子仁

案四九七

周　情怀动则生热，是五志气火上灼心营肺卫，腭痛鼻渊，咽中似窄，只宜甘药濡养，莫见热而投寒。

人参　麦冬　川贝　柏子仁　茯神　甘草

案四九八

朱　大队阴药，佐以人参，诚为阴分益气之法，服之热疠累累而起，恶露缓缓而下。扶正却邪，并行不悖。今谷食已安，谅无反复。然难成易亏之阴，须安养可望图成。倘加情志感触，轻则奇经淋带，重则髓枯内损。

案四九九

苏 老年阳气日微，浊阴自下上干，由少腹痛胀及于胃脘，渐妨饮食，痞散成鼓矣。法当适阳以驱浊阴。倘昧此旨，徒以豆蔻、沉香破泄，耗其真气，斯胀满立至。

熟附子 生干姜

水煎，滤茶盏内七分，调入生猪胆汁一枚，以极苦为度。

案五〇〇

王 胃弱不食，脾虚便溏，由脏气单薄，府阳遂失流行。结痂之际，当进清凉宣解，乃论其常也。凡重痘得自愈者，正气收纳，邪热外泄，一定之理。今乃体虚邪未尽解之症，犹非纯补纯攻。

人参 焦术 茯苓 白芍 川连 楂肉 广皮 泽泻 米仁

案五〇一

陈（四十八岁）遇烦劳必脘中气窒噎痛，望五年岁，不宜有此。

桂枝栝蒌薤白汤。

案五〇二

吕（北濠，二十八岁）暑邪先受，饮瓜汁水寒，胃口再为冷湿凝着，此疟是脾胃病。舌白背寒，从里症治[1]。

杏仁 荜茇 广皮 厚朴 草果 白蔻仁 桔梗 枳壳

徐评：[1]表里辨别明确，都用里药。